ANALYSE

DES

EAUX MINÉRALES ET THERMALES

DE VICHY,

Faite par ordre du Gouvernement;

PAR M. LONGCHAMP.

Prix : 3 fr. 50 c.

A PARIS,

CHEZ CROCHARD, LIBRAIRE,

CLOÎTRE SAINT-BENOÎT, N° 16.

1825.

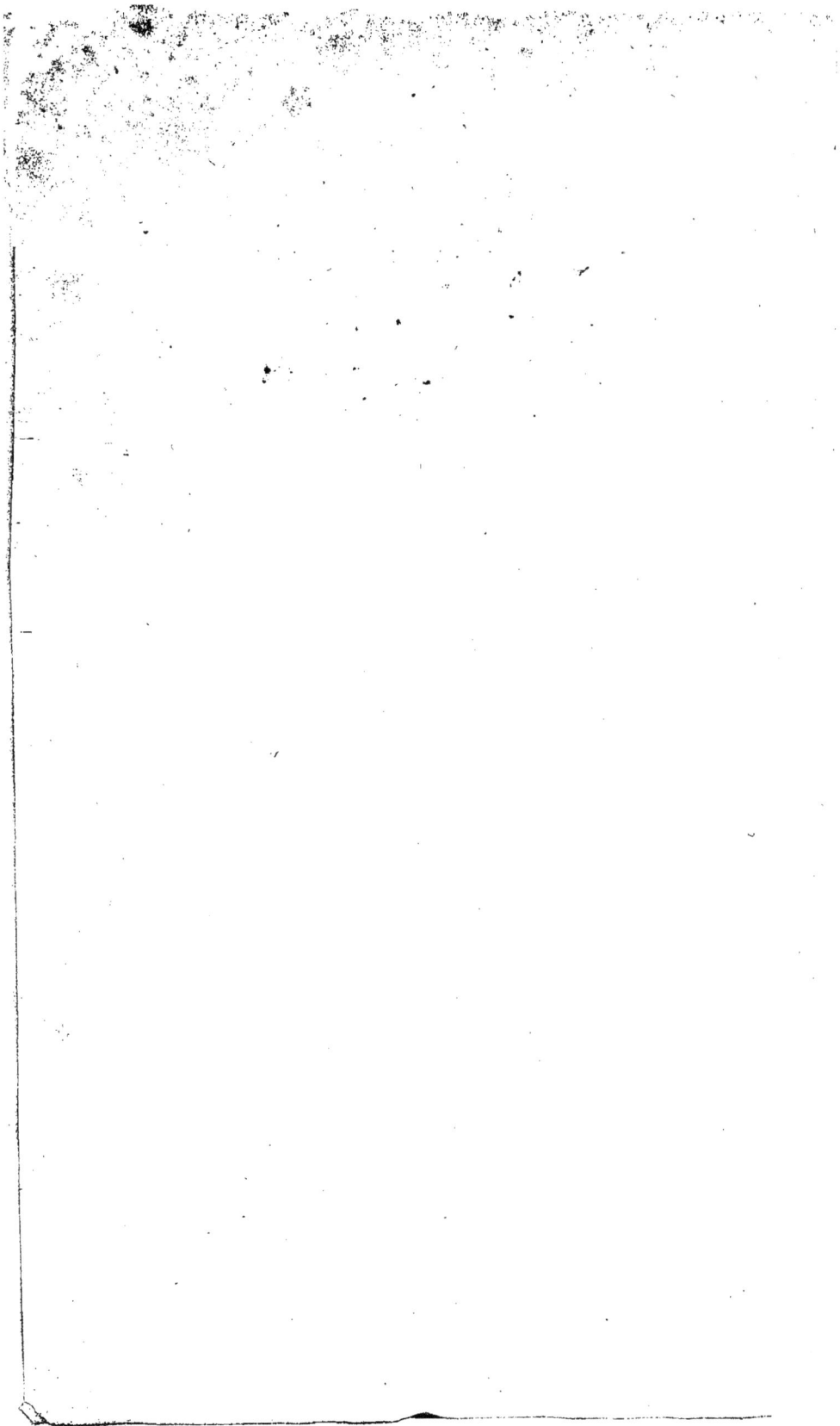

ANALYSE

DES

EAUX MINERALES ET THERMALES

DE VICHY.

DE L'IMPRIMERIE DE FEUGUERAY,

RUE DU CLOÎTRE SAINT-BENOÎT, N° 4.

ANALYSE

DES

EAUX MINÉRALES ET THERMALES

DE VICHY,

Faite par ordre du Gouvernement;

Par M. LONGCHAMP.

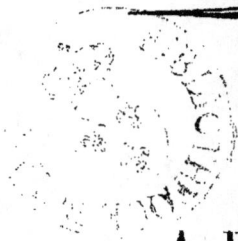

A PARIS,

CHEZ CROCHARD, LIBRAIRE,

CLOÎTRE SAINT-BENOÎT, N° 16.

1825.

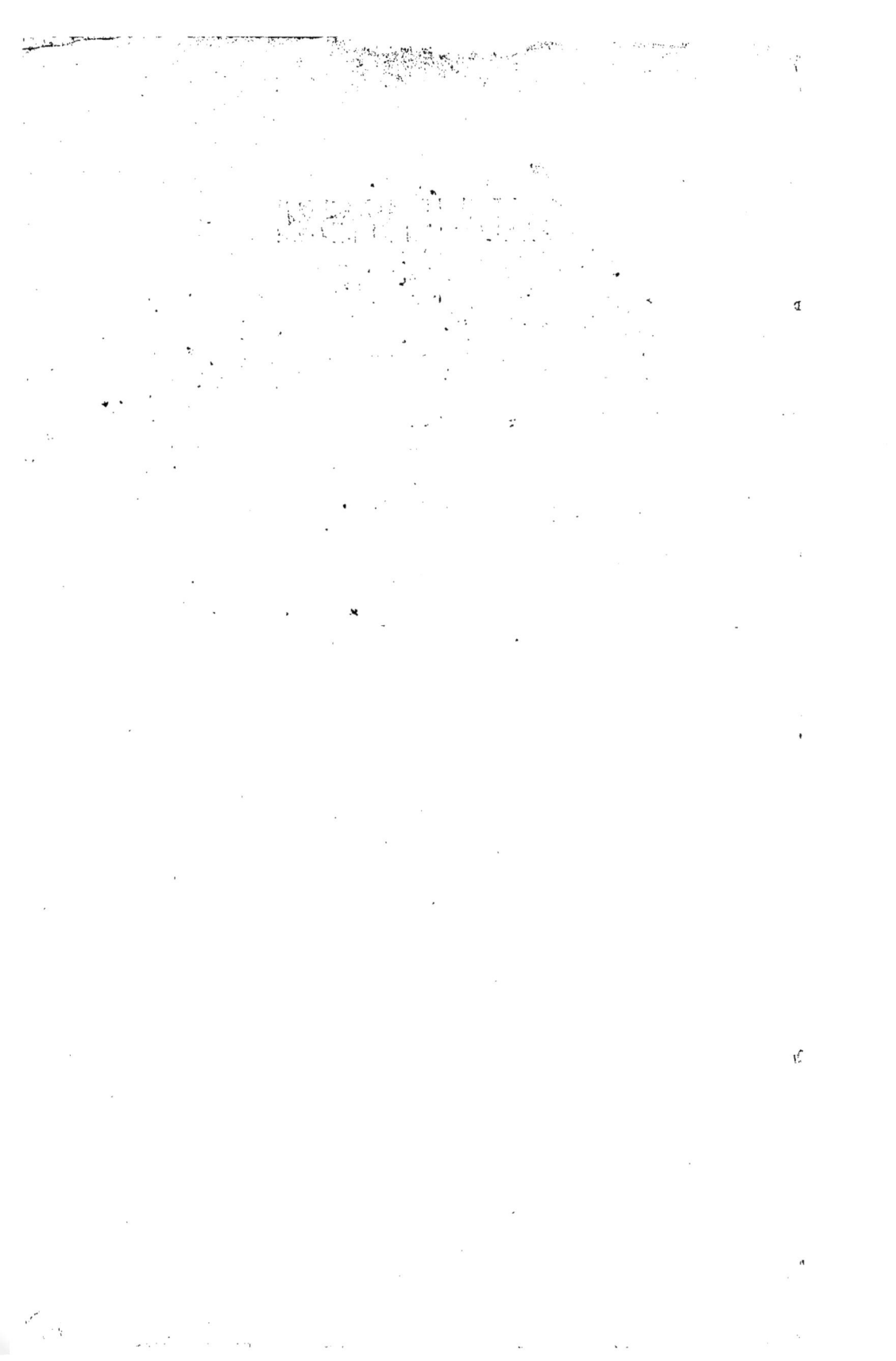

A

Son Altesse Royale

MME LA DAUPHINE.

MADAME,

Votre Altesse Royale a sans doute voulu donner une preuve de l'intérêt qu'elle porte aux sciences, en agréant l'hommage de mon travail sur les Eaux de Vichy, et faire connaître par cette faveur que les Princes considèrent comme un des plus beaux apanages du haut rang où ils sont placés, l'avantage d'encourager par leur suffrage les personnes qui se livrent à des travaux utiles et laborieux, qui souvent sont plus avantageux à la société qu'ils ne le sont à leurs auteurs.

Votre Altesse Royale, amenée par les besoins de sa santé aux Eaux de Vichy, a désiré que le souvenir de son séjour à ces eaux se perpétuât par un service important rendu à l'humanité, et elle a demandé la construction de l'édifice qui se termine aujourd'hui, pour lequel elle a contribué des fonds de son trésor. C'est à l'auguste princesse qui enrichit la France du bâtiment thermal qui sera le plus vaste et le plus élégant des temps modernes, que j'ai osé, MADAME, offrir l'hommage de mon travail sur des eaux dont la célébrité s'accroîtra encore par l'affluence des malades qui pourront en éprouver les effets salutaires.

J'ai l'honneur d'être avec respect,

MADAME,

De Votre Altesse Royale,

Le très-humble et très-obéissant serviteur,

LONGCHAMP.

AVANT-PROPOS.

L'ANALYSE des eaux minérales du royaume a été commencée à plusieurs reprises par ordre du Gouvernement ; mais l'état de la science n'avait pas permis que ce travail pût se faire d'une manière utile pour l'art médical et pour les progrès de la chimie, quoiqu'il eût été confié à des savans distingués, tels que Venel, Bayen, Thouvenel, etc.

La science a fait des progrès immenses depuis les recherches des hommes célèbres qui m'ont précédé dans le travail dont j'ai été chargé par le Gouvernement, et l'époque était arrivée où l'on pouvait en faire un qui restât ; mais la place qui avait été créée pour qu'il fût procédé tous les ans, sur les lieux, à l'analyse des eaux minérales du royaume, a été supprimée par une décision ministérielle rendue au commencement de cette année, et ainsi se trouve encore ajourné un travail important tant de fois commencé. Toutefois, comme je n'ai pas fait de ma place une sinécure; que, pendant les quatre années que j'ai été chargé de l'analyse des eaux minérales, j'ai parcouru le centre de la France, les Pyrénées et les Vosges, et que j'ai analysé les eaux les plus célèbres de ces contrées, il restera de mon travail une connaissance précise de la composition des eaux de Vichy, du Mont-Dore, de Bourbon-l'Archambault, de Néris, de Barèges, de Cauterets, de Saint-Sauveur, de Bourbonne-les-bains, de Luxeuil, de Plombières et d'Enghien.

La composition chimique des eaux minérales intéresse particulièrement les médecins, non qu'elle leur fasse connaître de quelle manière chacune des substances, ou l'ensemble des substances que contiennent les eaux minérales, peut agir sur l'économie animale, mais parce qu'elle établit la similitude ou la dissemblance entre les diverses eaux, et qu'elle fait connaître aux médecins jusqu'à quel point une eau qu'ils veulent administrer, mais que le malade ne peut pas aller prendre, peut être suppléée par une analogue qui est plus à sa convenance, soit par la distance, soit par toute autre cause.

Il ne faudrait cependant pas s'en rapporter d'une manière trop absolue aux résultats de l'analyse chimique pour savoir jusqu'à quel point deux eaux minérales peuvent avoir un même mode d'action ou une action différente. La température à laquelle on boit l'eau, les lieux où sont situées les sources, la hauteur diverse de ces lieux par rapport au niveau de la mer; toutes ces raisons peuvent faire que des eaux qui ont une grande ressemblance par leur nature chimique, auront cependant des effets différens sur l'économie animale; tandis que deux eaux qui à peine contiendront quelques élémens semblables, auront des effets médicaux qui seront précisément les mêmes. Il faut donc reconnaître que l'administration médicale des eaux minérales exige une grande sagacité : ce n'est pas seulement l'effet des eaux qu'il faut apprécier, mais encore celui des lieux, de l'air et de la pression atmosphérique. Enfin le médecin ne doit pas oublier que le tempérament des individus s'établit selon les lieux qu'ils habitent, et que, dans certaines circonstances, si un habitant de la plaine se guérit en allant prendre des eaux dans des lieux élevés, un habitant des montagnes qui aura précisément la même affection que le premier, n'éprouvera dans sa position aucun changement de l'usage des mêmes eaux.

C'est cette complication des effets des eaux, de l'air, des lieux, et des pres-

sions atmosphériques qui, n'ayant pas
été bien saisie par les médecins, leur fait
souvent rejeter les résultats de la chimie;
ils ne veulent pas que l'on dise que leurs
eaux ne contiennent que quelques grains
de telle ou telle matière souvent très-
peu énergique; ils voudraient que les
effets merveilleux de leurs eaux fussent
consacrés par la chimie et qu'elle y trou-
vât quelque substance extraordinaire;
mais la balance est là pour constater le
poids minime des substances que contiennent certaines eaux, et des réactifs
puissans déterminent la nature de ces
substances. Les résultats de la chimie,
peu satisfaisans pour quelques médecins, sont mis de côté, et l'on veut qu'il
y ait dans les eaux des agens impondérables qui produisent tous ces miracles
que l'on rapporte de leurs effets.

Suivant quelques personnes, l'électricité joue un grand rôle dans les eaux
thermales. J'ai cherché à combattre

cette opinion, mais par le seul raison-
nement, et en faisant voir comment l'é-
lectricité atmosphérique pourrait, dans
certaines circonstances, occasioner des
phénomènes que l'on prétend dépendre
du fluide électrique considéré comme
partie intégrante des eaux minérales (*).

Pendant les quatre années que j'ai été
chargé de l'analyse des eaux minérales
du royaume, j'ai visité un assez grand
nombre d'établissemens thermaux, situés dans différentes contrées de la
France, depuis les Pyrénées jusqu'aux
Vosges; partout j'y ai entendu dire que
les eaux thermales naturelles conservent
leur chaleur plus long-temps qu'une eau
de rivière élevée à la même température, au moyen du feu de nos foyers.

Non-seulement cette opinion est généralement répandue parmi MM. les

_____

(*) *Annales de Chimie et de Physique*, t. xxiv,
pag. 247.

médecins-inspecteurs des eaux et les personnes qui habitent les lieux thermaux,
mais elle est encore partagée par un assez
grand nombre de médecins qui sont
étrangers à l'administration des eaux minérales, et elle se trouve proclamée dans
les ouvrages les plus récens (*).

(*) « Le calorique qui échauffe les eaux ther-
» males s'y trouve toujours dans un état de com-
» binaison tout particulier qui leur imprime, par
» rapport à nos organes, des propriétés très-diffé-
» rentes de celles que nous pouvons communiquer
» à l'eau à l'aide de nos moyens artificiels de
» chauffage. On supporte les eaux minérales natu-
» relles, en boissons et en bains, à un degré de
» chaleur bien supérieur à celui de l'eau chauffée
» artificiellement. L'eau minérale naturelle, à 3o
» ou 34°, ne cause aucune sensation désagréable sur
» nos organes, qui seraient douloureusement affec-
» tés par un liquide quelconque chauffé à la même
» température. Dans les sources qui donnent jus-
» qu'à 70° de chaleur au thermomètre de Réau-
» mur, non-seulement les substances végétales ne
» cuisent pas, mais elles paraissent prendre plus
» de verdure et de fraîcheur. On remarque en

Cette opinion ne me semblait être établie que par tradition, et ne m'avait jamais été présentée appuyée d'aucune expérience précise ; je me contentais donc de répondre aux personnes qui m'en parlaient que ce n'était qu'un vieux préjugé, évidemment contraire à ce que la physique et la chimie peuvent nous

---

» outre que les eaux thermales se refroidissent en » général plus lentement, et s'échauffent plus » difficilement que l'eau pure portée au même de- » gré de température. » (Article *Eaux minérales* (thérapeutique), par M. Guersent. *Dictionnaire de Médecine*, tome VII, page 260. Paris, 1823.)

« De même que nous avons fait voir ci-dessus » qu'il y a gaz et gaz acide carbonique, de même » aussi y a-t-il chaleur et chaleur. La chaleur ani- » male est très-différente de celle de nos foyers, » et celle des eaux thermales diffère beaucoup de » celle des eaux communes chauffées à la même » température. 1°. Cette chaleur est plus douce, » plus durable, et, pour ainsi dire, plus en rap- » port avec notre nature. Je n'aurais certainement » pas pu boire de l'eau chauffée à 38° R. : indé-

apprendre et sur le calorique et sur la
nature des eaux thermales. M'étant rendu à Bourbonne-les-Bains en 1823, j'y
trouvai accréditée, comme partout, l'o-
pinion que je combattais depuis trois
ans, mais appuyée d'expériences récentes, imprimées dans différens Mémoires

---

» pendamment de sa température trop élevée, une
» eau ordinaire, ainsi chauffée, a une saveur dé-
» sagréable, au lieu que j'ai bu avec plaisir plu-
» sieurs verrées de celle du *Crucifix*, qui est à la
» même température, sans éprouver d'autres sen-
» sations, à la bouche et dans les entrailles,
» qu'une chaleur douce qui se répandait partout;
» 2°. les bains chauffés artificiellement ne tardent
» pas à perdre de leur chaleur, et l'on a observé,
» depuis sept siècles que l'on fréquente les eaux
» de Plombières, que leur température est égale
» en hiver comme en été, du moins à l'explora-
» tion du thermomètre. » (*Mémoire sur les Eaux
minérales des Vosges*; par M. Fodéré, pro-
fesseur à la Faculté de Médecine de Strasbourg.
*Journal complémentaire du Dictionnaire des
Sciences médicales*, tome VI, page 103. Paris,
1820.)

sur les eaux de Bourbonne, et que l'on
me communiqua (*).

L'esprit qui m'a toujours guidé dans
l'étude de la science est , je crois , le seul

(*) « Deux baignoires en cuivre , parfaitement
» égales dans leurs dimensions, ont été placées à peu
» de distance de la source thermale de l'hôpital mi-
» litaire , et toutes deux sous les mêmes influences
» de la température du local , qui était de 22°,50
» cent. , et de la pression atmosphérique marquant
» 74,75 centimètres. J'ai fait mettre d'abord dans
» une de ces baignoires 250 litres d'eau minérale,
» pour m'assurer de la perte de calorique qui au-
» rait lieu pendant ce transvasement. Après avoir
» reconnu qu'elle était de 2° centig. , j'ai fait vi-
» der de suite cette baignoire , et en même temps
» qu'on y mettait une pareille quantité de la même
» eau , on versait aussi dans l'autre 250 litres
» d'eau commune qu'on avait fait chauffer à 50°
» centig. , afin de pouvoir la ramener sur-le-champ
» à la température de l'eau minérale par le moyen
» de l'eau froide qu'on y ajoutait , avec la précau-
» tion d'en retirer une pareille quantité d'eau
» chaude , pour ne rien déranger à la quantité
» nécessaire à la précision de l'expérience. Après
» avoir établi ainsi un parfait équilibre entre la

qui puisse amener à des progrès réels :
je ne fais aucun cas des hypothèses lors-

» température de ces deux liquides, j'ai noté les
» différences de refroidissement ainsi qu'il suit :

			TEMPÉRATURE DE	
			L'eau minérale.	L'eau ordinaire.
Commencement de l'expérience à				
	8 h. du matin.		48°,00 cent.	48°,00 cent.
Continuation à	10		41,00	37,50
Id.	à 12		35,50	31,00
Id.	à 2	du soir.	31;00	27,00
Id.	à 4		27,50	24,00
Id.	à 5		25,75	22,50
Id.	à 6		24,50	
Id.	à 8		23,00	
Id.	à 9		22,50	

» On voit, d'après cette expérience, que l'eau
» minérale a été treize heures pour perdre les
» 25°,50 qu'elle avait au-dessus de la température
» ambiante, et que l'eau ordinaire les a abandon-
» nés en neuf heures seulement ; d'où il résulte
» que la première conserve sa chaleur un tiers à-
» peu-près plus long-temps que la seconde. »
(*Analyse de l'eau de Bourbonne* (*Recueil de
Mémoires de Médecine et de Pharmacie mili-
taires*, tome XII, page 21. Paris, 1822).)

2

qu'il n'est pas permis d'en estimer la probabilité par quelques faits applicables à l'espèce, et qu'elles ne doivent point amener à des conséquences importantes ; je n'admets les théories que comme moyens faciles de grouper les faits ou de figurer à mon esprit les phénomènes qu'ils présentent, mais je n'en adopte définitivement aucune ; je mets en doute tous les faits jusqu'à ce que je me sois convaincu par moi-même qu'ils sont ce qu'ils ont été annoncés ; enfin je pense que l'on ne peut combattre des résultats de l'expérimentation que par d'autres résultats de l'expérience, et que c'est vouloir rester dans les ténèbres que de prétendre nier irrévocablement les faits par cela seul qu'ils sont en opposition avec les théories.

D'après cette manière de philosopher, j'ai dû vérifier par moi-même les résultats que l'on avait obtenus sur la perte de calorique éprouvée par les eaux ther-

males et les eaux ordinaires amenées ,
par une chaleur artificielle ; à la même
température.

En conséquence , j'ai pris trois bou-
teilles à goulot renversé et bouchant parfaitement avec des bouchons de liége :
je les désignerai par *A*, *B*, *C*. La première contenait 2^k,192 gr. d'eau pure ,
la seconde 2^k,00 et la troisième 2^k,
282 gr.

J'ai rempli la bouteille *A* d'eau ordinaire et j'y ai ajouté environ 13 gram.
de muriate de soude, ce qui est à-peu-
près l'équivalent de ce que l'eau de
Bourbonne contient de ce sel. Les bou-
teilles *B* et *C* ont été remplies d'eau
minérale prise dans le grand puisard qui
est dans l'établissement thermal. Voici
le résultat de la marche du thermomètre
plongé dans le liquide des trois bou-
teilles , après avoir agité fortement chaque fois pour bien mêler les différentes
couches qui se forment assez prompte-

ment dans un liquide échauffé et qui
est abandonné au repos :

Midi$\frac{1}{4}$	1 h. 45 m.	3 h. 30 m.	7 heur.	10 heur.
centig.	centig.	centig.	centig.	centig.
A 48°,10	36°,75	30°,20	24°,40	22°,00
B 46 ,50	36 ,10	30 ,00	24 ,40	22 ,00
C 46 ,75	36 ,00	30 ,00	20 ,40	22 ,00

La température de la chambre, qui,
au commencement de l'expérience (midi 15 minutes), était à 21° centigrades,
n'était plus qu'à 19°,10 à la fin, c'est-
à-dire, à dix heures du soir.

Le flacon *A*, qui contenait l'eau ordinaire, a perdu plus de calorique entre
midi quinze minutes et une heure qua-
rante-cinq minutes que les flacons *B*
et *C* remplis d'eau minérale. Ce résultat est conforme à la loi connue du calorique rayonnant; mais, à partir de
3 heures 30 minutes, que la température était sensiblement égale dans les
trois flacons, la quantité de calorique
perdue dans un temps donné a été rigou-

reusement la même que celle qui a été abandonnée par l'eau ordinaire.

La crainte dans laquelle je suis toujours d'annoncer des résultats qui ne soient point parfaitement exacts, et le désir que j'ai d'avoir du moins une certitude parfaite des faits que j'observe, m'ont mis depuis long-temps dans l'habitude de recommencer plusieurs fois mes expériences, afin d'être bien convaincu qu'aucune circonstance inobservée ne m'en a imposé ; j'étais d'ailleurs engagé à suivre ma marche accoutumée par le désir que j'ai de bien convaincre les médecins de l'erreur dans laquelle ils sont sur la nature de la chaleur des eaux thermales. Je recommençai donc mon expérience ; mais, au lieu de mettre dans le flacon A une dissolution de muriate de soude, je l'ai rempli d'eau distillée ; les flacons B et C ont été remplis d'eau minérale de la fontaine de la place, qui est celle dont on fait usage pour la boisson. Voici les résultats obtenus et qui, par leur conformité, ne laissent plus aucun doute :

	Midi 30 m.	3 heur.	5 heur.	8 h. 30 m.	10 h. 15 m.
	centig.	centig.	centig.	centig.	centig.
A	49°,50	34°,90	29°,75	24°,60	23°,30
B	49 ,50	35 ,10	29 ,80	24 ,60	23 ,30
C	50 ,40	35 ,15	29 ,80	24 ,60	23 ,30

La température atmosphérique, qui, au commencement de l'expérience, était à 24°,00 centig., n'était plus à la fin que de 21°,75.

Il resterait actuellement à expliquer ou du moins à indiquer quelles sont les causes qui m'ont fait obtenir des résultats si différens de ceux que j'ai rapportés plus haut, et que j'ai extraits du Mémoire sur l'analyse des eaux de Bourbonne, inséré dans le *Recueil de Médecine militaire*. Je me contenterai de faire connaître celles qui pourraient avoir eu quelque influence, et, pour le reste, je dirai à tous ceux qui se livrent aux sciences d'expérimentation : Rapportez vos résultats tels que vous les obtenez sans vous embarrasser s'ils cadrent avec vos idées ou s'ils leur sont contraires ; c'est un devoir dont la conscience vous fait une loi, et que l'avancement de la science réclame.

1°. Les expériences qui ont précédé les miennes ont été faites dans des vaisseaux ouverts, et par conséquent la chaleur se perdait par deux causes, le rayonnement des vases et la formation de la vapeur : or, il est difficile d'avoir deux bassines ou deux baignoires qui soient également claires ou également ternies, et par conséquent on aura plus de perte par le rayonnement dans l'une que dans l'autre. L'eau, pour se vaporiser, étant obligée d'enlever à la masse dont elle sort une portion de sa chaleur, et l'évaporation étant en raison des surfaces, il s'ensuit que, si les deux vases ne sont pas parfaitement dans les mêmes dimensions,

la quantité d'eau évaporée, et par conséquent la quantité de calorique enlevé,
ne sera pas la même dans les deux cas.

2°. Si l'un des deux liquides est une eau
assez fortement chargée de sels et l'autre
de l'eau distillée, l'évaporation sera
moins considérable dans le premier cas
que dans le second ; ce qui tient à l'action que les substances salines exercent
sur l'eau : or, nous venons de voir que
la perte de la chaleur est en raison de la
vapeur formée.

3°. Si l'on n'a pas soin de brasser la
masse avant que d'y plonger le thermomètre, on n'a point la température
exacte du liquide, la différence de pesanteur spécifique de l'eau chauffée à
différens degrés de chaleur décidant
bientôt un mouvement dans le liquide,
lequel porte vers le fond du vase les surfaces qui se sont refroidies, qui par là
sont devenues plus pesantes, et ramène
toujours à la partie la plus élevée les

portions les plus chaudes, qui, par cette
raison, sont plus légères.

Voilà les causes d'erreur les plus influentes, et que j'ai su éviter en me servant de vases de verre bouchés ; mais
ces causes, qui toutes sont très-notables
dans des cas ordinaires, auraient dû disparaître dans les expériences que je cri-
tique ; car, comment se ferait-il que le
hasard aurait fait mettre précisément
l'eau minérale dans un vase rayonnant
moins que celui dans lequel on a mis
l'eau ordinaire ? Comment se ferait-il
qu'en treize heures on aurait plongé sept
fois le thermomètre dans une couche
d'eau qui se serait toujours trouvée à
une température plus élevée dans l'eau
minérale que dans l'eau pure, etc. ? Pour
faire des travaux utiles à l'avancement
de la science, il faut savoir observer, et
surtout rapporter scrupuleusement ce
que les yeux ont vu et ce que les instrumens ont accusé.

En éclairant les médecins sur la véritable idée qu'ils doivent se former du calorique des eaux thermales, je crois avoir fait une chose utile à la science ; car les préjugés ne sont pas seulement funestes en ce qu'ils ne sont point l'expression de la vérité, mais encore parce qu'ils empêchent notre esprit de s'exercer, et qu'ils l'habituent à se contenter de raisonnemens faux ou peu fondés.

J'ai entendu des médecins, connaissant peu le degré de précision et de confiance que donnent les résultats de nos laboratoires dans l'état avancé où se trouve la science, vouloir appuyer l'opinion dans laquelle ils sont, que les résultats de la chimie ne signifient rien, de ce que, suivant eux, le travail d'aujourd'hui renverse celui de la veille, et ils ont cru trouver une confirmation de cette assertion dans les résultats de l'analyse des eaux de Carlsbad, qui ont été publiés par un des chimistes les plus

célèbres de notre époque, M. Berzelius.
Le savant suédois a trouvé dans les eaux
de Carlsbad des traces d'acide phosphorique, d'acide fluorique, et quelques
atomes de strontiane, d'où l'on a con-
clu que les résultats de la chimie ne si-
gnifiaient rien, puisque ces eaux, analysées maintes et maintes fois par différens chimistes, avaient présenté à l'examen plus attentif d'un observateur ha-
bile trois substances que l'on n'y soup-
çonnait pas, et qui même n'avaient encore été trouvées dans aucune eau minérale; mais si les personnes qui élèvent
si positivement la voix avaient su le
calcul décimal, et qu'elles eussent vu
l'analyse publiée par M. Berzelius, elles
auraient reconnu que les substances trouvées dans les eaux de Carlsbad par le
savant suédois y sont en quantité réellement impondérables, et que si une
analyse aussi soignée prouve une grande
sagacité dans l'expérimentateur, elle

n'infirme en rien les résultats de la chimie. Cette science est arrivée à un tel degré de précision, que l'on approche de la vérité, dans l'analyse des eaux minérales, aussi près qu'on le veut, de même qu'en mathématiques l'on approche à volonté de la mesure exacte de la circonférence du cercle. Mais de ce que l'on n'a pas une mesure rigoureuse de la circonférence du cercle, je ne pense pas que l'on ait jamais prétendu que tous les résultats géométriques qui sont basés sur cette mesure sont faux ; de même aussi, de ce que les chimistes restent dans de certaines limites d'exactitude qu'ils ne dépassent pas habituellement, parce qu'ils pensent que la science n'en éprouverait aucun avancement, je ne pense pas que l'on doive infirmer les résultats qu'elle donne lorsqu'ils sont présentés par des chimistes habiles.

Les chimistes peuvent constater par une analyse soignée les substances pon-

dérables qui se trouvent dans une eau
minérale quelconque ; mais il se glisse
quelquefois des erreurs dans la détermination de la nature des principes et de
leurs poids : ces erreurs sont le fait du
chimiste et non du pouvoir de la science.
Chargé par le Gouvernement d'une mission aussi honorable qu'importante, j'ai
mis dans mon travail tout le soin qu'il
m'était possible d'y mettre ; j'ai constaté
par plusieurs moyens chacun des résultats que j'ai obtenus, et je crois que l'a-
nalyse que je présente des eaux de Vichy ne recevra aucune modification de
l'examen que d'autres chimistes pourraient faire de ces eaux.

Les eaux minérales contiennent souvent des principes volatils dont on ne
peut déterminer la présence et le poids
exact que sur les lieux mêmes. D'ailleurs,
comment affirmer qu'une analyse que
l'on fait sur des eaux que l'on vous en-
voie exprime bien la composition réelle

des eaux que le malade boit ou emploie
d'une manière quelconque ? Ont - elles
été puisées, avec le soin convenable, à
l'endroit même où les buveurs la prennent ? Car, après un court trajet, elles
ont souvent perdu quelques-uns de leurs
principes; souvent même elles ne contiennent plus rien : telles sont particulièrement les eaux simplement ferrugineuses. N'ont-elles pas subi dans le trans-
port des modifications dans les principes qui les constituent, qui puissent
changer entièrement leur nature ? C'est
ce qui peut arriver souvent, particulièrement aux eaux sulfureuses, qui contiennent, à la source, de l'hydrogène sulfuré, lequel, par l'effet de l'air qui reste
entre le bouchon et l'eau, se trouve entièrement détruit. Nous avons un exemple de ce cas dans les eaux de Barèges,
ainsi que je l'ai fait connaître (*). Enfin,

_____

(*) *Ann. de Chim. et Phys.*, t. xxii, p. 155.

il est une foule d'autres raisons qui peuvent ôter toute confiance à une analyse d'eau minérale qui est faite sur de l'eau ou des produits envoyés. L'analyse de l'eau de Vichy a été faite sur les lieux, et j'ai toujours puisé moi - même l'eau des différentes sources, en sorte que je suis certain qu'il n'a été commis aucune erreur sous ce rapport.

J'ai divisé mon travail en cinq sections : dans la première, je donne une notice des recherches qui ont précédé mon analyse; la seconde est consacrée à la topographie de Vichy et à la description des sources ; dans la troisième je fais connaître les propriétés physiques des eaux ; je rapporte dans la quatrième les essais chimiques auxquels je les ai soumises, et je donne les résultats de l'analyse; je discute dans la cinquième partie les résultats de cette analyse, et je fais connaître le degré de confiance qu'ils méritent.

L'art médical attend depuis longtemps le travail précieux que M. le docteur Lucas a fait sur les eaux de Vichy; mais un traité sur des eaux aussi importantes ne s'improvise pas, il ne peut être que le résultat d'un grand nombre d'observations judicieusement discutées. C'est dans la conviction où est M. le docteur Lucas de cette vérité qu'il revoit tous les ans son travail et que la publication en est retardée ; cependant ce savant médecin a bien voulu céder à mes instances et rédiger une notice sur les propriétés médicinales des eaux de Vichy : j'en ai enrichi mon opuscule, dont elle forme la sixième section. C'est pour moi un besoin de témoigner ici ma reconnaissance à M. le docteur Lucas pour son obligeante communication , ainsi que pour la bienveillance avec laquelle il m'a accueilli , et l'empressement qu'il a bien voulu mettre à faciliter mon travail pendant mon séjour à Vichy.

ANALYSE

DES

EAUX MINÉRALES ET THERMALES

DE VICHY.

SECTION PREMIÈRE.

HISTORIQUE DES TRAVAUX CHIMIQUES FAITS SUR LES EAUX DE VICHY.

LES eaux de Vichy sont du nombre de celles qui ont été le plus anciennement examinées. C'est à leur renommée, qui date de plusieurs siècles, qu'elles doivent d'avoir attiré l'attention des chimistes qui se sont occupés les premiers de l'analyse des eaux minérales, et dont les travaux ont dû commencer par l'examen des sources que l'humanité souffrante recherchait avec le plus d'empressement.

Je ne donnerai point ici un précis de toutes les recherches chimiques dont les eaux de

Vichy ont été l'objet ; ce serait une érudition facile à montrer, qui me semble sans mérite, et qui ne peut en rien faire avancer la science. Je rappellerai seulement les travaux qui, pour leur époque, me semblent les plus complets, et ceux des chimistes modernes qu'il est de mon devoir de faire connaître.

Geoffroy est le premier qui ait fait un examen vraiment chimique des eaux de Vichy. Il reconnut dans ces eaux un sel alcalin faisant effervescence avec les acides ; il y signala aussi quelques portions de soufre, car les chimistes de cette époque (1702) retrouvaient partout un soufre et un nitre.

Lassone examina les eaux de Vichy en 1753. Il y reconnut, autant que les connaissances du temps le permettaient, toutes les substances qu'elles contiennent, et, à l'exception d'une matière bitumineuse annoncée par cet ancien chimiste, qui n'y existe pas, nous devons reconnaître qu'il a signalé tous les sels qui entrent dans la composition des eaux de Vichy.

Raulin, ancien inspecteur des eaux minérales, publia, en 1777, une analyse des eaux de Vichy. Il y a trouvé les mêmes substances que les chimistes qui l'avaient précédé y avaient reconnues.

M. Desbrets publia, en 1778, un *Traité sur les Eaux de Vichy*. Outre les substances déjà trouvées par les personnes qui avaient examiné ces eaux, ce médecin y annonça la présence d'un esprit sulfureux volatil et du phlogistique. C'étaient, du temps de M. Desbrets, des substances qui devaient se trouver partout : il se conformait donc à l'usage en les annonçant dans les eaux de Vichy. Mais l'esprit sulfureux volatil et le phlogistique n'existent pas plus dans ces eaux que la potasse qu'il y annonce , et dont il donne même la proportion dans les différentes sources.

Les anciens travaux dont je viens de donner l'indication ne sont d'aucune ressource pour les chimistes modernes , et c'est seulement pour faire connaître la marche de la science que l'on doit les indiquer ; car ils ne peuvent nous guider en rien dans les recherches que nous tentons aujourd'hui.

Descotils étant allé chercher à Vichy des secours contre la longue maladie qui l'a enlevé si tôt aux sciences , s'occupa , pendant son séjour dans ce lieu, de faire l'analyse des eaux dont il attendait son salut. Malheureusement son travail n'a jamais été publié, et ce n'est que par l'analyse de MM. Berthier et Puvis que nous avons une idée certaine sur la nature des eaux de Vichy, et sur la proportion des principes qui entrent dans ces eaux.

Le travail de ces Messieurs a été publié dans les *Annales des Mines* (tom. V, p. 401). Mes résultats diffèrent sur plusieurs points de ceux qu'ils ont obtenus ; j'aurai soin de discuter les uns et les autres, et nous arriverons probablement ainsi à une détermination exacte des proportions dans lesquelles se trouvent les substances qui minéralisent les eaux dont nous nous occupons.

SECTION DEUXIÈME.

TOPOGRAPHIE DE VICHY, DESCRIPTION DES SOURCES, QUANTITÉS D'EAU QU'ELLES PRODUISENT, HYPO·THÈSE SUR LEUR ORIGINE ET LA CAUSE DE LEUR ÉCOULEMENT.

Topographie de Vichy.

VICHY est une petite ville du département de l'Allier, arrondissement de la Palisse. Elle est située au S. S.-E. de Paris, et à 35 myriamètres 5 kilomètres de cette capitale ; au S. de Moulins, et à 6 myriamètres 6 kilomètres de cette ville ; enfin à l'ouest de Lyon, dont elle est distante de 16 myriamètres.

La rivière d'Allier, qui donne le nom au département, traverse du midi au nord le bassin dans lequel se trouve situé Vichy, et coule aux pieds des anciens murs de cette ville.

Ce bassin a environ trois lieues du nord au sud, et deux lieues de l'est à l'ouest. Les collines qui l'entourent, partout chargées d'une riche végétation, ont de soixante-dix à quatre-vingts mètres de hauteur. Celles de l'est renferment un calcaire qui pourrait être employé dans la bâtisse ; les autres parties de ces collines n'ont point été mises à découvert, et l'on ne sait pas par conséquent quelle est leur formation.

Le sol sur lequel est bâtie la petite ville de Vichy, et à travers duquel sourdent les sources, est un calcaire concrétionné. Ce calcaire est-il, comme le pensent MM. Berthier et Puvis, le résultat du dépôt des eaux ? Cela paraît probable ; mais faut-il en conclure avec eux que le rocher des Célestins, au pied duquel sort aujourd'hui la source qui porte le même nom, a été également formé par le dépôt de ces eaux ? Je ne le pense pas; car la cime de ce rocher est élevée de plus de 15 mètres au-dessus du niveau du bassin. Or, comment est-il possible de penser que les eaux se soient ainsi élevées successivement de 15 à 20 mètres, plutôt que de s'ouvrir des issues dans le sol ? Elles avaient d'ailleurs la possibilité de le faire puisque, définitivement, nous les voyons de nos jours sourdre de tous ses points.

Le bassin de Vichy et les coteaux qui l'entourent ne présentent rien à l'observation du géologue. L'antiquaire n'y trouve non plus aucune trace de monumens laissés par les anciens peuples, et l'histoire ne nous fait pas connaître la célébrité de ces eaux dans les siècles passés. Toutefois, les noms que les habitans conservent encore à certains lieux nous apprennent qu'ils ont dû être les témoins de hauts faits, et qu'une cité y existait autrefois. Mais le temps a fait passer sur le bassin de Vichy le niveau qu'il promène sur tous les points de notre globe, et il ne reste aucun vestige qui atteste le génie et les efforts des hommes ; rien enfin qui nous indique le séjour des armées de ce peuple puissant qui a si long-temps dominé les Gaules, qui a campé sur tous leurs points, et dont les camps, souvent situés près des sources thermales, où l'on établissait de vastes piscines et de nombreuses étuves, attestaient assez la sollicitude des généraux pour la santé dès soldats.

Les eaux minérales de Vichy ont fait la fortune et font encore la richesse de la contrée. C'est pour loger l'affluence des malades

que la renommée des vertus de ces eaux y
attire, que se sont élevées les belles et vastes
auberges qui composent aujourd'hui le vil-
lage de Vichy, qui est situé à 5oc ou 400
mètres de la ville, et au milieu duquel sourdent cinq des principales sources minérales.
Mais cette heureuse prospérité ne tient pas
seulement aux dons que la nature a faits à
ces lieux. Depuis des siècles les eaux de
Vichy existent, depuis long-temps leur effi-
cacité est constatée, et les plus grands per-
sonnages (Mesdames de France, en 1785) en
ont fait usage. Cependant ce n'est que depuis vingt ans que les belles auberges que
je viens de mentionner ont été élevées ; ce
n'est que depuis cette époque que le beau
et vaste jardin a été planté ; enfin, depuis
cette époque encore, les bords verts et en-
chanteurs du Sichon ont été ornés de promenades délicieuses. Partout la nature a été
respectée, mais partout elle a été embellie,
et si l'on n'allait à Vichy pour y recouvrer la
santé, l'on irait certainement pour voir le
soin que l'on a mis à en faire un séjour agréa-
ble. C'est à M. Lucas, médecin-inspecteur
des eaux, que ces lieux doivent tout le charme

qu'ils ont aujourd'hui. Je désire qu'ils le conservent aussi long-temps que la mémoire des bienfaits répandus sur le pays par le docteur Lucas se perpétuera dans le cœur des habitans de ces contrées.

Mais si le soin que l'on a mis à embellir Vichy doit y amener la foule des curieux, l'humanité souffrante réclamait un établissement thermal assez vaste pour utiliser tout le produit des sources, et offrir à un plus grand nombre de malades les bienfaits de leurs eaux salutaires. Les efforts du médecin-inspecteur eussent été faits en vain pour obtenir ce résultat, si la main royale ne se fût étendue sur Vichy : la petite-nièce de Mesdames de France achève aujourd'hui leur ouvrage. Madame la Dauphine vient de doter la France du plus bel établissement thermal qu'elle possède. Ce ne sont pas ces belles piscines des Romains, les mœurs de nos temps ne permettent plus ces grands bassins où les baigneurs se pressaient, et où souvent les sexes se confondaient : ce sont des thermes modernes où la commodité, l'élégance et le goût sont partout réunis.

Description des Sources minérales et thermales de Vichy.

Il y a sept sources à l'usage des malades : elles sont pour la plupart abondantes ; mais ce n'est pas seulement à ce nombre que se borne celui dont la nature a enrichi ces lieux ; il en existe encore plusieurs autres dans des propriétés particulières. Cependant, il ne faut pas croire, comme les gens du pays le disent, que toutes leurs eaux sont minéralisées. J'ai examiné celles de plusieurs puits, et je n'y ai trouvé qu'un peu de sous-carbonate de chaux, et des traces d'acide sulfurique et d'acide muriatique, combinés avec la chaux ou la soude ; ce n'est enfin qu'une eau aussi pure que celle que nous retirons ordinairement du sein de la terre au moyen des puits. Quoi qu'il en soit, on a amené de la colline de l'est, par le moyen de canaux, une eau de fontaine très-bonne, dont une partie est employée à tempérer l'action des eaux prises en bains, dans les indications où le médecin trouve les eaux de Vichy pures trop actives ; l'autre partie sert à la boisson des habitans du pays.

Trois des sources sont renfermées dans le bâtiment thermal : elles sont désignées par les noms de *Grande-grille*, *Grand-puits carré* ou *Bassin des bains*, et *Puits Chomel*. Le nom que cette dernière source a reçu est un hommage rendu à M. Chomel, ancien médecin-inspecteur des eaux de Vichy.

Deux autres sont à l'est de celles-ci, sur le chemin de Cusset. L'une a reçu son nom des acacias qui l'ombragent ; l'autre porte un nom cher au pays et à toutes les personnes qui ont été chercher leur guérison à Vichy : je veux parler de la fontaine Lucas.

Enfin, au midi du bâtiment thermal, sur une place qui sépare l'hôpital de la petite ville de Vichy, se trouve la source dite de l'*Hôpital*. En continuant la direction sud, prenant un peu à l'ouest, et précisément sur le bord de l'Allier, au pied d'un rocher sur lequel était jadis bâti un couvent de Célestins, se trouve une source qui, par son nom, rappellera aux habitans de la contrée une retraite qui aurait dû être l'asile de pieux cénobites. Les Célestins de Vichy furent supprimés avant la révolution.

Les sources ne sont pas également abondantes : les deux qui le sont le plus sont les seules employées en bains et douches. La première est située dans le bâtiment thermal : c'est celle que l'on désigne sous le nom de *Grand-puits carré* ou *des bains*. Elle alimente aujourd'hui quarante baignoires (*) et quatre douches ; mais, dans le bâtiment qui s'élève , elle fournira à soixante-douze baignoires et six douches. La seconde est connue sous le nom de *Source de l'Hôpital* ; elle alimente douze baignoires et trois douches : le bâtiment qui les renferme a été construit en 1819 , sous les auspices du docteur Lucas. Toute la partie inférieure du bâtiment , c'est-à-dire celle où se trouvent les douches, a été creusée dans le calcaire concrétionné, qui semble être , comme je l'ai déjà observé, le produit du dépôt des eaux. L'excavation faite dans ce roc est au moins de deux mètres de profondeur; rien cependant n'indiquait l'approche du sol fondamental sur lequel il repose.

(*) Dans l'ancien établissement , il y avait jusqu'à trois baignoires dans un même cabinet ; dans le bâtiment que l'on construit , il n'y aura qu'une baignoire dans chaque cabinet.

Quantités d'eau que produisent les sources.

L'architecte chargé des travaux de Vichy a eu la bonté de me communiquer le produit que donne l'écoulement des trois principales sources en vingt-quatre heures. Voici ses résultats :

	Mètres cubes.
Grand-bassin des bains............	180
Grande-grille....................	17
Source de l'Hôpital..............	51

Ils ne sont point conformes à ceux que donnent MM. Berthier et Puvis dans leur notice. Pour cette raison, je vais rapporter les leurs, et aussi parce qu'ils s'étendent à toutes les sources :

	Mètres cubes.
Source du Grand-bassin des bains...	172,00
de la Grande-grille........	15,50
de l'Hôpital..............	56,00
du Puits-Chomel..........	2,50
des Célestins, moins de.....	0,50
de Lucas.	6,50
des Acacias	6,50

Ce qui donne pour somme totale du produit des sources par jour, 259,50 mètres

cubes , et par an , 94717 mètres cubes. La
source du Grand-bassin peut alimenter de
quatre cents à cinq cents bains par jour, et
celle de l'Hôpital environ cent cinquante.
Quelle que soit donc l'affluence des malades
à Vichy, la nature a grandement pourvu à
leurs besoins par la richesse des sources.

Hypothèse sur l'origine des sources thermales et la cause de leur écoulement.

L'on n'a aucune indication sur l'origine
des sources : on ne sait pas si leur bassin est
sous le sol même de Vichy, ou s'il en est éloi-
gné. Une question se présente, c'est de savoir si ce bassin doit être supérieur au sol ,
ou s'il lui est inférieur. En général, le bassin
de toute eau de source doit être supérieur
au point où elle sort de terre , et par conséquent il se trouve quelquefois dans la montagne ou la colline au pied de laquelle l'eau
sourd ; d'autres fois il est renfermé dans une
montagne ou une colline qui peut être située
à plusieurs lieues du point où la source se
montre. Mais il semble qu'il ne doit pas en
être ainsi de toute eau qui sort du sein de la

terre à une température plus élevée que
celle de la surface de notre globe. Si l'on admet l'opinion de M. de Laplace sur l'origine
du calorique dont quelques eaux sont pourvues, opinion qui me paraît très-probable,
et que j'adopte volontiers, le bassin d'où
provient l'eau du Grand-puits des bains devrait être au moins à 1,050 mètres de profondeur au-dessous du sol. MM. Berthier et
Puvis ont également admis que le réservoir
des eaux de Vichy doit être au-dessous du
sol ; mais ils attribuent à la pression du gaz
sur l'eau la cause pour laquelle celle-ci sort
du sein de la terre. Cette explication ne me
paraît pas heureuse ; car comment admettre
que cette pression sera toujours constante,
ou, en d'autres termes, qu'il y aura toujours
au-dessus de l'eau un même espace occupé
par le gaz ? Cela serait difficile à soutenir, et
il serait au contraire très-facile de donner
des argumens pour combattre cette opinion
et la détruire. Mais si la pression n'est pas
toujours constante, l'écoulement des sources
devrait aussi être variable, ce qui n'est point ;
mais de ce que cet écoulement serait variable,
il s'ensuivrait nécessairement que dans le

laps du temps, peut-être même d'un seul
siècle, il est des sources chaudes qui devraient tarir; car si la production du gaz
augmentait toujours, par exemple, il arri-
verait un terme où sa pression parviendrait
à vider le réservoir; si au contraire le dégagement se ralentissait, l'eau cessant d'être
soumise à la pression ne sourdrait plus. Les
faits combattraient de toutes parts la théorie,
car il est des sources chaudes que l'on sait
devoir couler depuis plus de vingt siècles.
L'opinion de MM. Berthier et Puvis ne me
semble donc pas admissible (*); celle de

(*) M. Berzelius, dans son *Mémoire sur les Eaux
de Carlsbad*, a admis, comme M. de Laplace, que
les sources thermales sont alimentées par des bassins
supérieurs; M. Berthier, dans l'extrait qu'il a donné
du Mémoire de M. Berzelius (*Annales des Mines*,
tom. ix, p. 371), combat cette opinion, et soutient
encore en ces termes celle qu'il a avancée dans sa
Notice sur les Eaux de Vichy : « On voit partout
» que les eaux minérales sont poussées hors de terre
» par une force considérable ; on voit également
» qu'elles arrivent au jour pêle-mêle avec des sub-
» stances gazeuses qu'elles ne peuvent dissoudre,
» du moins en totalité. N'est-il pas très-naturel,
» d'après cela, de supposer que se sont ces substances

M. de Laplace , au contraire , me paraît très-
satisfaisante. Ce grand géomètre admet qu'un
bassin supérieur se verse toujours dans le

» qui, à cause de l'état de compression dans lequel
» elles doivent se trouver dans le sein de la terre ,
» obligent l'eau à s'élever jusqu'à sa surface à travers
» les fissures de la roche? Mais d'où proviennent ces
» substances gazeuses? A coup sûr ce n'est pas de l'at-
» mosphère : il faut donc que ce soit des cavités sou-
» terraines elles-mêmes. Or , s'il se produit du gaz
» en quantité immense dans ces cavités, pourquoi
» ne s'y produirait-il pas en même temps de l'eau et
» des sels ? La supposition que les sources minérales
» sont entretenues par l'eau atmosphérique est sujette
» à de grandes objections. »

Mais si c'était par la compression que les gaz éprouvent dans le sein de la terre que les eaux thermales arrivent à sa surface, pourquoi le phénomène
ne se présenterait-il pas partout comme à Carlsbad ,
de la manière que le rapporte M. Berzelius , c'est-à-
dire , par des alternances de dégagemens gazeux et
d'émissions aqueuses ? Voici la narration du savant
suédois :

« Les eaux s'élèvent avec force à travers les fentes
» d'une croûte calcaire à laquelle les dépôts qu'elles
» forment , quand l'acide carbonique qu'elles con-
» tiennent se dégage , ont donné naissance. Vers
» 1713, cette croûte s'étant rompue en différens points,

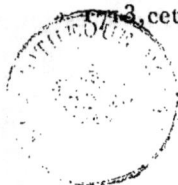

2

bassin inférieur ; l'eau du bassin supérieur
étant froide, descend au fond du bassin inférieur, et force l'eau échauffée que contient
celui-ci à sourdre du sein de la terre.

» les eaux se répandirent dans le Tepel, et l'on vit
» qu'elles remplissaient des cavités irrégulières, as-
» sez vastes, placées en étages, et séparées les unes
» des autres par des cloisons de même nature que la
» croûte extérieure.

　» Le Sprudel (l'une des sources de Carlsbad)
» produit alternativement de l'eau et de l'acide car-
» bonique, dix-huit à dix-neuf fois par minute.
» Lorsque les cavités qui alimentent cette source
» contiennent de l'eau, celle-ci, comprimée par le
» gaz carbonique, s'écoule par les ouvertures in-
» férieures en jaillissant jusqu'à la hauteur de deux à
» cinq pieds ; mais peu à peu le gaz s'amasse dans
» les cavités, et lorsqu'elles en sont remplies, il s'é-
» chappe à son tour ; alors l'eau remonte de nou-
» veau, et elle jaillit aussitôt que le gaz a acquis
» une force élastique assez grande pour l'expulser. »

SECTION TROISIÈME.

EXAMEN PHYSIQUE DES EAUX DE VICHY.

Dégagement de gaz acide carbonique qui a lieu aux sources (*).

TOUTES les sources, à l'exception de celle des Célestins, présentent un dégagement considérable de gaz, ce qui a fait penser que les eaux de Vichy devaient être chargées d'une grande quantité d'acide carbonique libre; mais cela n'est pas, ainsi qu'on le

---

(*) Lorsque j'ai examiné les eaux de Vichy pour la première fois, en 1820, je n'avais pas encore observé que l'azote se dégage de plusieurs sources thermales; j'y repassai en 1822, à mon retour du Mont-Dore, et j'examinai de nouveau le gaz qui se dégage des sources de la Grande-grille et du Grand-puits. J'ai constaté qu'il était absorbé par l'alcali volatil à un quarantième près; mais comme les gaz étaient plus chauds que l'atmosphère, je pense qu'il

verra dans la section suivante. Les chimistes concevraient en effet difficilement comment une eau qui sort du sein de la terre à une température de 45 degrés centigrades, pourrait être chargée de plusieurs fois son volume d'acide carbonique non engagé avec une base. Mais il est très-probable , et l'on doit même regarder cela comme certain , que le gaz qui se dégage au moment où l'eau n'est plus soumise qu'à la pression atmosphérique était dissous dans cette eau lorsqu'elle était dans le sein de la terre ; et c'est par l'action de cet acide carbonique libre qu'était dissoute une certaine portion de carbonate de chaux ; car , au moment où l'eau paraît à la surface de la terre , elle ne laisse pas dégager seulement de l'acide carboni-

---

est entré de l'air en versant de l'ammoniaque dans les flacons dont je m'étais servi pour les recueillir. Il aurait fallu opérer sur le mercure , et je n'avais aucun moyen de le faire; ainsi je ne puis affirmer que l'acide carbonique qui se dégage des sources de Vichy ne contient pas un quarantième d'air atmosphérique ou d'azote; mais je serais porté à croire que la portion de gaz non absorbée provenait de la cause que j'ai indiquée plus haut.

que, elle laisse en même temps précipiter du sous-carbonate de chaux.

Il eût été curieux de rechercher la quantité de gaz qui se dégage par rapport au volume de l'eau que fournissent les sources; mais la forme des bassins n'étant pas favorable à des observations de ce genre, je n'ai pu m'en occuper. MM. Berthier et Puvis nous assurent que le rapport du gaz dégagé au volume de l'eau n'est pas le même pour chaque source, et que celle de toutes qui en dégage le plus c'est la Grande-grille : la quantité est de 28 à 30 mètres cubes, c'est-à-dire à-peu-près deux fois le volume de l'eau. Ces chimistes ne disent pas quels sont les moyens qu'ils ont employés pour que l'expérience leur ait permis d'affirmer ce fait; quant à moi, qui ai recueilli souvent du gaz dans le bassin de la Grande-grille et qui ai passé près des sources trois semaines de séjour que j'ai fait à Vichy, je dois dire que je n'ai point fait d'observations qui confirment l'assertion de MM. Berthier et Puvis. Je suis seulement certain qu'ils se trompent lorsqu'ils affirment que la Grande-grille dégage un volume de gaz double de celui de l'eau qui jaillit : je crois que l'on exagérerait encore beaucoup en estimant le volume du gaz dégagé égal à celui de l'eau. Car il est probable que, dans le sein de la terre, l'acide carbonique libre s'est chargé de tout le sous-carbonate de chaux qu'il pouvait dissoudre : or, la quantité de ce sel qui se sépare de l'eau qui arrive au contact de l'air est réellement très-petite par rapport au volume de l'eau. J'ai d'ailleurs recueilli très-souvent du gaz au bassin de la Grande-grille, et quoique je n'eusse pas un entonnoir assez évasé pour couvrir tout le bouillon, cependant, comme je me plaçais à l'endroit où se dégageaient les plus fortes bulles, je pouvais, par approximation, estimer, par ce que je recueillais, ce qui devait se perdre : or, d'après ce que nous avons rapporté dans la section précédente, la source de la Grande-grille fournit 10 litres d'eau par minute, et il m'a paru qu'elle ne fournissait pas 10 litres de gaz dans le même temps.

Les personnes qui font jouer à l'électricité un rôle plus ou moins important dans la production des eaux minérales et dans les phénomènes physiques qu'elles nous présentent, ont dû naturellement propager une opinion qui paraît assez commune, savoir : que selon le dégagement du gaz, qu'elles prétendent être plus ou moins abondant, l'on peut annoncer les variations qui s'opèrent dans l'atmosphère. MM. Berthier et Puvis, sans introduire des causes électriques où certainement elles ne sont pour rien, se sont contentés de dire que *dans les temps d'orage le dégagement du gaz est plus considérable*. Je crois que ces Messieurs ont mentionné ce fait seulement d'après le rapport qui a pu leur en être fait, mais il n'est peut-être pas le résultat de leurs observations. M. Gay-Lussac, dans un extrait qu'il a donné, dans les Annales de Chimie et de Physique, du travail de MM. Berthier et Puvis, pense qu'il est fort douteux que le dégagement soit plus considérable dans un temps que dans un autre. Je ne suis pas à même de décider la question d'une manière positive, et, à vrai dire, je ne pense pas que personne en sache plus que moi à cet égard; car peut-être n'a-t-on jamais recueilli et mesuré le gaz dégagé par les sources dans des temps différens et sous des influences diverses de l'atmosphère. L'opinion que l'on soutient n'est donc pas établie sur des faits résultant de l'expérience, mais seulement sur des différences de bouillonnement que l'œil a cru saisir; différences qui peuvent être très-équivoques, puisque l'on n'a jamais de sujet de comparaison. Car en effet votre jugement ne s'établit pas sur deux bouillons qui se présentent en même temps à votre vue, mais seulement sur un bouillonnement qui se fait dans un temps comparé par la mémoire avec celui qui se faisait dans un autre temps.

Je pense qu'il ne faut jamais rejeter sans examen une opinion qui semble accréditée; et dans cette circonstance j'oserai avoir un avis contraire à celui de M. Gay–Lussac; car il ne me semble pas que le phénomène, en l'admettant pour vrai, soit inexplicable. Voici comme je le conçois : les eaux de Vichy, par exemple, contiennent dans le sein de la terre une quantité de gaz qui ne peut y être dissoute qu'à la faveur d'une grande pression. A mesure que ces eaux arrivent à la surface de la terre la pression diminue, et lorsqu'enfin elles sont parvenues à la surface du sol , elles ne sont plus soumises qu'à celle de l'atmosphère : elles laissent donc dégager le gaz qu'elles ne rete-naient que par une pression qui a cessé ; mais cependant elles ne sont pas libres de toute pression puisqu'elles supportent encore celle de l'atmosphère. Elles retiendront plus ou moins de gaz, ou, ce qui revient au même, elles en dégageront plus ou moins, selon que l'atmosphère sera plus ou moins pesante. Or, à l'approche des orages, le baromètre descend, l'atmosphère pèse donc moins ; et, d'après ce que nous venons de voir, les eaux doivent retenir moins de gaz, et par con-séquent en laisser dégager davantage qu'el-les ne le font dans les beaux temps, où le poids de la colonne atmosphérique est plus fort.

Matière végéto-animale dans les eaux de Vichy.

J'ai déjà dit que les eaux déposent du sous-carbonate de chaux en même temps qu'elles laissent dégager de l'acide carbo-nique. Ce sel sert ensuite de support à une

matière végéto-animale (*) que contiennent
les eaux. Cette matière végétale était-elle
toute développée dans le sein de la terre,
ou bien était-elle dissoute dans l'eau ? Je
serais porté à admettre cette dernière opinion, et voici sur quoi je me fonde. L'on
vide tous les samedis le grand réservoir de
la source de l'Hôpital. Ce réservoir, de forme
circulaire, a environ trois mètres de dia-
mètre, et est formé par des pierres de Vol-
vic parfaitement assemblées. Pour le service des bains de l'hôpital, on a été forcé
d'élever le fond du réservoir à-peu-près
d'un mètre au-dessus du sol ; la source
est amenée par un petit canal vers un des
bords de ce fond, qui se porte en pente
vers le bord opposé, où se trouve un large
dégorgeoir que l'on ouvre lorsque l'on veut

(*) J'ai trouvé une matière semblable dans toutes
les eaux thermales que j'ai examinées jusqu'à ce jour.
Dans toutes les eaux dont le réservoir est exposé au
contact de l'air, elle est verte, et quelques personnes,
sur l'apparence, l'ont prise pour de l'hydrate de fer.
C'est ce qui est arrivé à quelqu'un qui avait examiné
assez légèrement les eaux de Bagnères de Bigorre,
et qui me communiqua son travail.

vider le bassin. Un homme descend dedans, et, avec un balai de bouleau, il en
nettoie parfaitement le contour et le fond.
Le dégorgeoir étant refermé, le bassin se
remplit en quatorze heures d'une eau lim-
pide, qui ne présente pas la moindre trace
de matière végétale développée. Ce n'est
environ que vingt ou vingt-quatre heures
après que l'eau est exposée au contact de
l'air, que la matière végétale se montre
sous forme de conferve, qui, comme je
l'ai dit, a trouvé pour support le sous-carbonate de chaux que l'acide carbonique a
laissé libre en se dégageant. Dix ou douze
fois dans la journée, un homme de peine
enlève avec une écumoire la matière végétale qui surnage; mais pendant la nuit on
ne peut pas avoir le même soin, ce qui occasione au fond du bassin la formation d'un
dépôt verdâtre, et c'est pour cette raison
qu'on le vide tous les samedis et qu'on le
nettoie avec soin.

S'il est vrai, comme j'ai cru le remarquer et comme tout le monde me l'a af-
firmé, que l'eau ne présente pas de matière
végétale au moment où elle sourd, que

ce ne soit qu'après vingt ou vingt - quatre
heures de contact à l'air que cette matière se
laisse apercevoir, il faut en conclure qu'elle
n'était pas développée dans le sein de la
terre, mais qu'elle était dissoute dans l'eau,
et que ce n'est que par l'action de l'air, et
aussi parce qu'elle a trouvé dans l'eau du
sous-carbonate de chaux qui, lui servant de
support, a pu réunir ses parties, qu'elle se
montre enfin sous la forme de conferve.

L'altération que cette conferve éprouve à
l'air a fait croire que les eaux de Vichy for-
maient un dépôt ocreux, et que, par conséquent, elles devaient être ferrugineuses;
mais elles ne contiennent pas de fer, ou
du moins elles n'en contiennent qu'une quantité à peine commensurable. Le dépôt qui
se présente sur le bord des bassins est formé
par le sous-carbonate de chaux contenant
un peu de matière végétale qui, par le contact de l'air, passe au jaune brunâtre sale,
en sorte que ce dépôt calcaire a réellement
l'apparence d'une ocre.

Température de l'Eau des sources.

Les sept sources de Vichy sortent du sein de la terre à une température plus ou moins élevée, mais que l'on assure être constante dans toutes les saisons de l'année et quel que soit l'état de l'atmosphère. Je vais présenter ci-dessous le tableau des températures observées à diverses époques : je les ai rapportées toutes à l'échelle centigrade.

DÉSIGNATION DES SOURCES.	A	B	C	D
Grand-bassin des bains.	48,75	46,25	45,00	44,88
Puits-Chomel.........	43,13	36,25	40,00	39,26
Grande-grille.........	48,75	40,63	38,50	39,18
Acacias.............	31,25	28,13		27,25
Lucas.............				29,75
Hôpital.............	36,25	36,25	33,00	35,25
Célestins...........	27,50	22,19		19,75

La colonne *A* est celle des températures déterminées par Lassonne, le 10 juillet 1750.

La colonne *B* est celle des températures déterminées par M. Desbret, le 27 août 1777.

La colonne *C* est celle des températures déterminées par MM. Berthier et Puvis, le 3 juin 1820.

La colonne *D* est celle des températures que j'ai observées pendant mon séjour à Vichy. Le nombre porté pour le Grand-bassin des bains est le terme moyen d'observations faites les 24, 26, 3o août et 6 septembre. Les températures du Puits-Chomel et de la Grande-grille ont été observées les mêmes jours, et de plus les 21 et 22 août; celles des autres sources ont été prises le 6 septembre.

J'ai eu quelques variations dans la détermination des températures; j'ai quelquefois trouvé un degré et plus de différence. Je n'oserais affirmer qu'elles fussent réellement dans les sources. Les réservoirs sont d'une si grande capacité, qu'il est possible que l'atmosphère ou toute autre cause étrangère fasse éprouver à la température de ces eaux les variations que j'ai observées. Cette réflexion semble d'autant plus fondée que c'est presque uniquement dans les sources de la

Grande-grille et du Puits-Chomel que j'ai
trouvé les différences les plus marquées dans
les degrés de température, et j'ai appris, dans
un second voyage que j'ai fait à Vichy, en
1822, ce que je ne savais pas lorsque j'ai pris la
température des sources : c'est que l'on vide
assez souvent le bassin de la Grande-grille
pour le nettoyer. Pendant qu'il est vide, les
pierres épaisses qui en forment les côtés
doivent se refroidir, ce qui occasione nécessairement un abaissement dans la température de l'eau qui ensuite remplit le
bassin. Quant au Puits-Chomel, sa capacité
est très-petite, et son niveau varie avec celui du grand bassin ; il est donc naturel de
penser que sa température éprouve aussi
quelques légères variations par la raison que
je viens de rapporter tout-à-l'heure, rela-
tivement au bassin de la Grande-grille.

Il y a une grande différence entre le degré que je donne pour la température de
la source de l'Hôpital et celui qu'ont donné
MM. Berthier et Puvis ; cela tient sans doute
à ce que j'ai pris la température dans le petit
bassin carré qui est au fond du réservoir,
au lieu que ces chimistes l'auront prise dans

le réservoir lui-même. J'ai donc déterminé
réellement la chaleur de la source, tandis
que MM. Berthier et Puvis n'ont pris que
celle de l'eau conservée dans le réservoir,
qui doit être par conséquent très-variable ;
mais cependant la température prise dans le
grand bassin a cet avantage, c'est qu'elle
fait connaître aux médecins le degré auquel
les malades boivent l'eau de la fontaine de
l'Hôpital.

Mes observations ont été faites avec un
thermomètre de M. Fortin, comparé avec
celui de l'Observatoire de Paris.

Il ne serait certainement pas exact de tirer
des conclusions définitives des différences
que présentent les observations thermométriques; car les thermomètres sont habituellement construits avec peu de soin , et l'on
n'en trouve de comparables qu'entre les
mains des physiciens et des chimistes qui
attachent quelque prix à la rigueur de leurs
observations. Il est donc probable que les
instrumens qui ont servi aux observations
thermométriques de 1750 et 1777 auraient
marché peu d'accord avec ceux de 1820.
Mais cependant l'on ne peut s'empêcher

d'observer que les températures de 1750 sont en général au-dessus de celles de 1777, et que celles-ci sont également plus élevées que celles de 1820. On doit reconnaître aussi que les rapports qu'il y avait entre la chaleur des sources ont éprouvé des changemens, et ici la réflexion est juste, car les résultats sont indépendans des rapports des instrumens. Ainsi Lassonne, avec le même thermomètre, a trouvé 48,75 pour le Grand-bassin, et aussi 48,75 pour la Grande-grille : les températures de ces deux sources étaient donc les mêmes en 1750. En 1820, j'ai trouvé 44,88 pour la première, et 39,18 pour la seconde ; le rapport de température entre les deux sources n'est donc plus aujourd'hui le même qu'il était en 1750. Je ne pousserai pas plus loin ces rapprochemens, tout le monde pourra les faire à la vue du tableau que j'ai présenté; mais ils méritent certainement l'attention des chimistes et des géologues. Je dois toutefois faire remarquer que la forme et la grandeur des réservoirs a pu varier, ce qui entraîne nécessairement des différences dans la chaleur des eaux qu'ils renferment. Cette observation fera sentir

5

combien il serait important pour la science
que l'Administration fît faire une description exacte de toutes les sources thermales ;
ce travail serait remis à l'Académie des
Sciences avec l'indication de la température
de chaque source. L'Académie serait infor-
mée de tous les changemens que l'on ferait
par la suite, soit aux réservoirs, soit à la
conduite des eaux, en accompagnant toujours chaque description des sources du degré centigrade que donnerait l'eau de la
source dans le nouveau réservoir établi ; et,
au moyen de ces renseignemens soigneusement conservés, l'on saurait au bout d'un
siècle ou deux si les eaux thermales éprouvent quelques variations dans leur température.

Hypothèse sur la cause de la chaleur des eaux thermales.

La cause de la chaleur des eaux thermales a
été le sujet d'un grand nombre d'hypothèses.
Ce n'est point ici le lieu de les rapporter toutes ;
je les discuterai dans l'introduction de l'ouvrage que je publierai incessamment sur les

eaux minérales ; mais, pour satisfaire la curiosité des lecteurs, je vais faire connaître celles qui ont été récemment présentées. La première est de M. de Laplace, et c'est celle que j'admets. Elle est fondée sur les observations récentes qui ont été faites sur la chaleur de l'intérieur des mines, et desquelles il résulte que l'intérieur du globe est plus chaud que sa surface. On a trouvé qu'à partir de cette surface, la chaleur de la terre augmente de 1 degré centigrade par 32 mètres de profondeur. M. de Laplace admet donc que les eaux thermales proviennent de cavités situées dans l'intérieur du globe, à une assez grande profondeur pour que l'eau y prenne la température élevée à laquelle elle nous arrive. Nous avons d'ailleurs indiqué (pag. 17) comment l'eau chaude se trouve sans cesse remplacée dans la cavité souterraine, et comment elle se trouve poussée vers la surface de la terre.

M. Berzelius adopte pour quelques cas l'hypothèse que nous venons de présenter; mais voici celle qu'il admet comme étant plus générale, et s'appliquant particulière-

ment aux eaux de Vichy et à celles de même
nature. (*Ann. des Mines* , t. IX , pag. 381
et suivantes.)

    « On sait qu'il existe auprès de beaucoup
» de volcans brûlans des sources chaudes
» qui produisent une quantité énorme d'eau,
» tenant en dissolution plusieurs substances,
» entre autres des sulfates, muriates et car-
» bonates de soude , des sulfures alcalins et
» de la silice. Comme ces sources sont ,
» sans aucun doute, alimentées de la même
» manière que toutes les autres sources ,
» par l'eau pluviale, qui est froide et pure,
» il faut en conclure qu'elles doivent leur
» température à la chaleur des foyers volca-
» niques près desquels elles passent, et que
» les substances qu'elles entraînent sont un
» produit immédiat et général des volcans.

    » Supposons maintenant qu'un volcan
» s'éteigne et que son cratère se bouche, le
» foyer se refroidira peu à peu ; mais comme
» la chaleur ne pourra pas se dégager par
» irradiation , et qu'elle ne se perdra qu'en
» traversant les masses minérales environ-
» nantes, qui sont de très-mauvais conduc-
» teurs , il faudra des siècles pour amener

» la température au degré de la température
» moyenne de la terre.

» Si l'on compare les analyses qui ont été
» publiées des eaux de Reicum en Islande,
» du Mont-Dore, de Vichy, etc., etc., en
» France, avec l'analyse des eaux de Carl-
» sbad, de Kreutzbrunnen, etc., etc., on
» verra que toutes ces eaux renferment les
» mêmes substances : or, une si parfaite
» analogie de composition ne peut être l'ef-
» fet du hasard, et comme d'ailleurs il n'y
» a qu'un très-petit nombre de sources de
» cette nature dans les terrains non volca-
» niques, je crois pouvoir en conclure que
» ce sont les volcans dans le voisinage des-
» quels elles se trouvent qui échauffent ces
» sources et qui donnent naissance aux sub-
» stances qu'elles contiennent. Des eaux mi-
» nérales chargées de sels de soude et sur-
» saturées d'acide carbonique seraient alors
» le dernier produit de l'action volcanique,
» et la présence de telles eaux serait le der-
» nier indice d'existence active que donne-
» raient les volcans que nous nommions
» *volcans éteints.* »

Pesanteurs spécifiques des Eaux.

J'ai pris la pesanteur spécifique de chacune des sept sources avec une balance de Nicholson. Les eaux ont toutes été ramenées à la température de 19 degrés centigrades, qui était aussi celle de l'eau distillée. Je vais présenter dans le tableau ci-dessous les résultats que j'ai obtenus.

DÉSIGNATION DES EAUX.	PESANTEURS SPÉCIFIQUES.
Eau distillée..............	29545
du Grand-puits des bains.	29710
du Puits-Chomel........	29711
de la Grande – grille.....	29711
des Acacias...........	29716
de la Fontaine Lucas....	29715
des Célestins.	29722
de l'Hôpital...........	29712

L'emploi de la balance de Nicholson demande beaucoup de petites précautions que l'on ne connaît bien que par un long usage.

Cependant, quand on veut arriver à une rigoureuse précision, c'est le seul instrument que nous puissions emporter en voyage pour prendre les pesanteurs spécifiques. Le cinquième chiffre était donné par la charge des centigrammes. Quoique j'aie pris toutes les précautions convenables, et que je connaisse parfaitement bien mon instrument, cependant je n'oserais affirmer l'exactitude de mes pesées à un ou deux centigrammes près; c'est-à-dire, dans le cas présent, que l'on ne peut être sûr du rapport des nombres entre eux qu'à un quinze millième près. D'après cela, il faut considérer comme ayant une même pesanteur spécifique les sources du Grand-puits des bains, du Puits-Chomel, de la Grande-grille et de l'Hôpital; les sources Lucas et des Acacias auront entre elles une même pesanteur spécifique, et celle de la source des Célestins sera supérieure aux six autres.

SECTION QUATRIÈME.

EXAMEN CHIMIQUE DES EAUX DE VICHY ET RÉSULTATS
DE L'ANALYSE.

LES eaux de Vichy sont sans couleur. Elles
sont limpides, mais elles laissent apercevoir des rudimens cristallins de sous-carbonate de chaux qui se précipite au moment
où elles arrivent à la surface du sol.

Elles sont sans odeur par elles-mêmes;
mais lorsque l'on est sur la source, l'organe
olfactif est excité par l'odeur d'acide carbonique qui s'y dégage.

Ces eaux sont sans saveur bien sensible:
cependant elle est un peu lixivielle. Celle
de la fontaine des Célestins est légèrement
piquante.

ARTICLE PREMIER.

Action de la Lumière, de l'Air et du Calorique.

La lumière est sans action sur les eaux de Vichy, si ce n'est celle qu'elle peut exercer sur la matière végéto-animale qu'elles tiennent en suspension.

L'air ne fait éprouver aucune altération aux principes qui entrent dans la composition de ces eaux : seulement il résulte de leur exposition à l'air que l'acide carbonique en excès qu'elles contiennent se dégage, et laisse précipiter du sous-carbonate de chaux.

La chaleur a une action marquée sur ces eaux, et en change bientôt la nature. Nous allons suivre cette action.

A 70 degrés centigrades l'effet est peu sensible ;

A 75 il est plus marqué par le dégagement de très-petites bulles d'acide carbonique ;

A 83 la liqueur présente une infinité de petites bulles ;

A 86 le dégagement se continue avec la même rapidité. La liqueur, qui jusque là était claire, se trouble et laisse déposer du sous-carbonate de chaux;

A 99 l'eau bout, le dégagement du gaz continue avec force et la liqueur s'éclaircit.

Cette suite de phénomènes s'est présentée en trente minutes environ que la cornue est restée sur le bain de sable. L'en ayant retirée, le dégagement du gaz a cessé, quoique la liqueur se soit maintenue à 94 degrés pendant près de trois quarts d'heure. Je dois faire observer que la chaleur ne chasse pas seulement l'acide carbonique qui tenait le sous-carbonate de chaux en dissolution, mais elle dénature encore le sel qui est le principe essentiel des eaux de Vichy. Ces eaux contiennent un carbonate alcalin que la chaleur fait passer à l'état de sous-carbonate.

ARTICLE DEUXIÈME.

Action des Réactifs sur les Eaux de Vichy.

Effets produits sur les couleurs bleues végétales.

Les eaux de Vichy n'ont aucune action sur la couleur bleue des violettes; elles n'en ont également aucune sur le papier teint par le tournesol; mais elles font virer au rouge-violet l'eau teinte par cette substance.

Effets produits par la noix de galle.

L'infusion de noix de galle versée dans l'eau des diverses sources ne produit pas le même effet dans toutes. Elle décide une teinte légèrement vinacée dans les suivantes, que je transcris suivant l'intensité des teintes : Grand-puits des bains, Fontaine des Acacias, Grande-grille, Fontaine Lucas. L'eau du Puits - Chomel n'a d'abord rien donné, mais après cinq minutes il y a eu quelque apparence de teinte. Les sources de l'Hôpital et des Célestins n'en ont pas donné la moindre trace.

Effets du prussiate de potasse.

La dissolution de prussiate de potasse versée dans l'eau des diverses sources n'y a occasioné aucun précipité et n'y a même fait paraître aucune couleur. Par l'addition de l'acide muriatique, il s'est développé dans toutes une légère teinte bleuacée, mais qui,

à beaucoup près, n'était pas la même pour
toutes. Je vais transcrire les sources dans
l'ordre de la teinte qu'elles ont prise, en joi-
gnant un nombre qui indiquera l'intensité
de cette teinte, autant que j'ai pu le juger à
la vue. Célestins (10), Fontaine Lucas (6),
Grande-grille et Grand-Puits carré (4), Hôpital et Puits-Chomel (3), Acacias (2). Pour
me servir de terme de comparaison, j'avais
versé de la même dissolution de prussiate de
potasse dans de l'eau distillée, et j'y ajoutai
de l'acide muriatique comme je l'avais fait
dans l'eau des sources : la liqueur ne prit
aucune teinte. Il est indispensable de faire
cet essai comparatif, car il est des prus-
siates de potasse qui prennent une teinte
bleue par les acides, et, d'une autre part,
l'acide muriatique contient souvent des traces de fer.

L'action comparée des réactifs prussique
et gallique me semble devoir être observée;
car il doit paraître surprenant que cette
action ne soit pas la même sur l'eau de
toutes les sources, c'est-à-dire, que l'intensité de l'action de la noix de galle ne
corresponde pas à celle du prussiate de po-

tasse. Ainsi, la noix de galle ne donne
rien avec l'eau des Célestins, et cette eau
est, au contraire, celle qui donne la plus
forte teinte avec le prussiate de potasse;
la Fontaine des Acacias, qui a donné la
plus forte teinte avec la noix de galle, a
donné la plus faible avec le prussiate de potasse. Je viens de citer les résultats extrêmes;
les autres, sans être aussi dissidens, ne
sont cependant nullement en rapport, ainsi
qu'on peut l'observer.

A quoi donc peut tenir cette différence
d'action de la noix de galle et du prussiate
de potasse sur l'eau des diverses sources de
Vichy? Comment se fait-il que précisément
dans l'eau où le prussiate de potasse indique
le plus de fer, la noix de galle n'en dénote
pas vestige, tandis que dans celle où ce dernier réactif en annonce le plus, le prussiate
de potasse en signale le moins? Ces effets
si opposés me semblent remarquables; et
je crois pouvoir conclure des résultats de l'a-
nalyse chimique que la noix de galle ne dé-
notait pas le fer dans les eaux sur lesquelles
elle avait une action, puisqu'elle n'en a exercé
aucune sur l'eau des Célestins, qui est une

de celles dans lesquelles le fer s'est trouvé
en plus grande quantité.

Action des Acides.

Les acides versés dans l'eau des diverses
sources y font naître une vive effervescence.

Action des Alcalis.

Les alcalis caustiques, versés dans l'eau
des différentes sources, y occasionent un
précipité blanc de sous-carbonate de chaux
que l'excès d'acide carbonique tenait en dissolution.

Effet produit par le nitrate de baryte.

Le nitrate de baryte détermine un précipité dans les eaux de Vichy, qui est en très-
grande partie insoluble dans l'acide nitrique.
Je dois faire observer qu'en rapportant l'action des réactifs, c'est toujours sur des eaux
qui viennent d'être puisées que j'opère ; car
les effets sont souvent très-différens lorsqu'ayant été recueillies depuis un jour ou
deux, elles sont restées pendant ce temps

exposées à l'air et qu'elles ont perdu l'acide carbonique libre dont elles sont pourvues en sortant du sein de la terre. Je croyais obtenir un précipité très-abondant en versant une dissolution de nitrate de baryte dans les eaux de Vichy ; mais cet effet n'ayant pas eu lieu, j'ai dû reconnaître que le carbonate (*) de baryte est soluble dans l'eau.

Effet produit par le nitrate d'argent.

Le nitrate d'argent, versé dans les eaux de Vichy préalablement saturées par l'acide nitrique, y détermine la formation d'un précipité caillebotté.

Il résulte des épreuves par les réactifs

(*) Je désigne toujours par le nom de *sous-carbonate* le sel dans lequel l'oxigène de l'acide est deux fois celui de la base, et par celui de *carbonate* le sel dans lequel l'oxigène de l'acide est quatre fois celui de la base. Quelques chimistes désignent cette dernière combinaison sous le nom de *bi-carbonate* ; mais alors ils devraient désigner sous celui de *carbonate* ce que l'on nomme généralement *sous-carbonate*.

que les eaux de Vichy contiennent de l'acide carbonique libre, qui a fait virer la teinture de tournesol au rouge-violet; des traces de fer, indiquées par le prussiate de potasse; un carbonate, que les acides décomposent; de la chaux, dissoute par l'acide carbonique, que les alcalis caustiques précipitent à l'état de sous-carbonate; un sulfate, qui est indiqué par le précipité insoluble dans l'acide nitrique que forme le nitrate de baryte versé dans les eaux; enfin un muriate, que dénote le précipité caillebotté occasioné dans ces eaux par le nitrate d'argent.

ARTICLE TROISIÈME.

Produits de l'évaporation des Eaux.

J'ai fait évaporer un peu moins de quatre kilogrammes de l'eau de chaque source ; mais pour que les résultats puissent être mieux saisis, j'ai fait les calculs nécessaires pour les rapporter à ce qu'ils auraient été si j'eusse fait évaporer précisément quatre kilogrammes d'eau.

Les évaporations ont été faites dans une capsule de porcelaine contenant près de deux kilogrammes de liquide, et lorsque la quantité d'eau à évaporer était réduite à environ 100 grammes, je la transvasais dans une petite capsule de porcelaine. Je lavais la capsule avec de l'eau minérale que j'avais réservée pour cet objet, et cette eau étant réunie au produit déjà obtenu, le tout était évaporé jusqu'à siccité, prenant, vers la fin de l'évaporation, tous les soins les plus minutieux pour qu'il ne se projetât point de matière saline hors de la capsule.

Pendant le cours de l'évaporation dans la grande capsule il se déposait du sous-carbonate de chaux sur les parois. Ce sel y adhérait, et lorsque j'avais bien lavé le vase évaporatoire avec de l'eau distillée, j'enlevais avec un peu d'acide muriatique le carbonate de chaux qui s'était déposé, et je précipitais ensuite par un sous-carbonate alcalin. Les précipités obtenus de cette manière ont ensuite été réunis aux substances insolubles que contenaient les résidus salins provenant de l'évaporation des eaux.

Je n'ai jamais éprouvé la moindre perte

4

dans mes évaporations, et je suis certain de
donner, sous ce rapport, des résultats d'une
parfaite exactitude. Le résidu salin provenant de chaque source a été fondu dans un
creuset de platine, ce qui évite les erreurs
qui résultent ordinairement de l'inégale dessiccation des sels. Le tableau ci-dessous présente le résultat des évaporations.

NOMS DES SOURCES.	PRODUITS salins des évaporations.	DÉPOTS formés sur les parois de la capsule.	TOTAUX des MATIÈRES fixes.
	gram.	gram.	gram.
Grande-grille · · · · · · · · · ·	19,2895	0,6353	19,9248
Puits-Chomel · · · · · · · · ·	19,3490	0,5700	19,9190
Bassin des Bains · · · · · ·	19,5066	0,4102	19,9168
Fontaine des Acacias· · ·	19,6570	0,7034	20,3604
Fontaine Lucas· · · · · · ·	19,6144	0,5254	20,1398
Fontaine de l'Hôpital· ·	19,4835	0,5750	20,2085
Fontaine des Célestins· ·	20,3110	0,7052	21,0162

La colonne intitulée *produits salins des
évaporations* contient non-seulement les sels
solubles, mais encore les sous-carbonates
de chaux, de magnésie et de fer, ainsi que
la silice, qui, ne s'étant pas attachés à la
capsule, ont été décantés et séchés avec eux.

ARTICLE QUATRIÈME.

Détermination du poids de l'acide carbonique libre contenu dans les Eaux.

J'ai déterminé sur les sources mêmes, autant que je l'ai pu, les proportions dans lesquelles se trouvent les substances qui entrent dans la composition des eaux de Vichy, et j'ai ensuite confirmé dans mon laboratoire, par différens modes d'analyse auxquels j'ai soumis les produits recueillis sur les lieux, les résultats que j'avais d'abord obtenus. Je vais présenter successivement les procédés d'analyse que j'ai employés, et je discuterai dans la cinquième section quel est le degré de confiance qu'on peut leur accorder.

Au moment où je venais de puiser l'eau d'une source, j'y versais de l'ammoniaque liquide très-pure, jusqu'à ce que je sentisse légèrement l'odeur de l'alcali volatil. Alors je versais dans la liqueur du nitrate de baryte dissous dans l'eau; j'obtenais un précipité abondant, composé :

1°. De sous-carbonate de chaux, que l'ammoniaque avait d'abord précipité ;

2°. De sous-carbonate de baryte ;

3°. De sulfate de baryte.

La petite quantité de sous-carbonate de chaux qu'avait précipité l'ammoniaque m'a été connue par l'analyse des produits salins de l'évaporation ; il m'a par conséquent été facile de la défalquer du poids du précipité total. Il ne restait donc plus qu'à connaître le rapport dans lequel se trouvaient le sulfate et le sous-carbonate de baryte ; ce qui était facile, en traitant le précipité par l'acide muriatique, qui laissait le sulfate de baryte indissous. Connaissant la quantité de sous-carbonate de baryte que j'avais obtenue de la précipitation des eaux de Vichy par le nitrate de baryte, je pouvais alors facilement déterminer la quantité d'acide carbonique que ces eaux contiennent, soit par le poids même du sous-carbonate, soit par celui de l'acide qui se dégageait lors de la décomposition de ce sel par l'acide muriatique. C'est dans ce dernier moyen que j'ai mis le plus de confiance, parce qu'il est possible que le sous-carbonate de baryte ne

soit point suffisamment desséché ou qu'il le
soit trop. Dans le premier cas vous auriez
une erreur en plus; dans le second, elle
serait en moins. Je dois dire, au surplus,
que les deux modes se sont toujours con-
trôlés d'une manière satisfaisante. J'ai pris
toutes les précautions nécessaires pour éviter la perte du liquide que le gaz, en se
dégageant, aurait pu enlever, et j'ai fait
les corrections convenables pour l'humidité
que l'acide carbonique retenait à la température à laquelle j'opérais. J'ai toujours fait
deux opérations sur le précipité de chaque
source, et lorsqu'elles ne coïncidaient pas,
j'en faisais une troisième et une quatrième,
jusqu'à ce qu'enfin j'obtinsse des résultats
parfaitement semblables. J'opérais sur cinq
à six grammes de précipité, et les pesées
étaient faites avec une balance de M. Fortin,
sensible à un milligramme. Voici la quantité d'acide carbonique que j'ai trouvée dans
quatre kilogrammes d'eau de chaque source.

DÉSIGNATION DES SOURCES.	ACIDE CARBONIQUE.
	grammes.
Grand-Puits	15,6488
Puits-Chomel.............	15,8500
Grand-bassin des bains.....	16,1000
Fontaine des Acacias.......	17,8494
Fontaine Lucas...........	16,5936
Fontaine de l'Hôpital.......	16,1787
Fontaine des Célestins......	17.4070

L'acide carbonique dont j'ai ainsi constaté la quantité était non-seulement celui que les eaux contiennent à l'état libre, mais encore celui qui est uni à la soude. Il faut donc connaître la quantité de carbonate de soude qu'elles contiennent pour déterminer définitivement celle de l'acide carbonique libre.

Détermination de la proportion des sels solubles contenus dans les eaux.

Carbonate de Soude.

La proportion du carbonate de soude a été déterminée par un procédé qui donnait deux résultats qui se contrôlaient réciproquement : le voici. J'ai pris une quantité exactement pesée des sels fondus provenant de l'évaporation des eaux ; j'ai versé dessus de l'acide muriatique étendu, en prenant toutes les précautions convenables pour éviter toute perte du liquide. Le poids de l'acide carbonique dégagé me donnait la quantité de soude à laquelle cet acide était uni, et par là le poids du sous-carbonate. D'un autre côté, en faisant évaporer et fondre le muriate de soude obtenu, j'avais la quantité de base, et par conséquent je connaissais celle du sel dont elle était une partie. Mais, dans ce dernier cas, j'ai eu quelques corrections à faire ; car on doit se rappeler que mon résidu salin fondu contenait de la chaux, de la magnésie, du fer, et de la silice; de plus, les eaux de Vichy contiennent du muriate et du sulfate de soude. Toutes ces substances se sont par conséquent trouvées confondues avec le muriate de soude que j'ai formé; mais comme je connaissais déjà par d'autres résultats pour quel poids ces diverses substances entraient dans mon résidu salin, il m'a été facile de sortir celui du sel marin qui résultait de mon opération. Ces corrections étant faites, je vais présenter les résultats obtenus, et rapportés aux produits qu'auraient donnés quatre kilogrammes d'eau de chaque source.

DÉSIGNATION DES SOURCES.	POIDS du SEL MARIN formé.	POIDS du sous-carbonate de soude correspondant au sel marin ci-contre.
	grammes.	grammes.
Grande-grille........	16,0800	14,25
Puits-Chomel........	16,0800	14,25
Grand-bassin des bains.	16,0800	14,25
Fontaine des Acacias..	16,3395	14,45
Fontaine Lucas.......	16,1205	14,55
Fontaine de l'Hôpital..	16,3395	14,45
Fontaine des Célestins.	17,1650	15,25

Ces résultats sont le terme moyen de deux opérations parfaitement concordantes, et lorsqu'elles ne l'étaient pas, j'en faisais une troisième.

Il est inutile de rapporter les poids de l'acide carbonique dégagé; ils correspondent exactement à ceux du muriate de soude formé.

Ayant ainsi déterminé la quantité de sous-carbonate de soude contenu dans le résidu salin des eaux de Vichy, j'ai admis avec tous les chimistes que la quantité d'acide carbonique qui entre dans la composition des carbonates est le double de celle qui constitue les sous-carbonates. J'ai alors défalqué de la totalité de l'acide carbonique que m'ont donné les précipités de sous-carbonate de baryte, la quantité qui devait entrer dans la formation du carbonate de soude, et l'excédant représentait nécessairement le poids de l'acide carbonique libre, et celui de cet acide qui constitue à l'état de carbonates les sous-carbonates de chaux et de magnésie qui se précipitent pendant l'évaporation des eaux.

Muriate de Soude.

Pour déterminer la quantité de muriate
de soude que contiennent les eaux de Vichy,
j'ai pris quatre kilogrammes de l'eau de
chaque source, et j'y ai versé de l'acide nitrique jusqu'à ce qu'il soit en léger excès.
Lorsqu'après quelques heures d'exposition
à l'air l'acide carbonique a été entièrement
dégagé, j'ai versé dans les eaux de la dissolution nitrique d'argent. Après avoir fortement agité avec une baguette de verre, le
précipité s'est parfaitement rassemblé, et
je l'ai versé sur un filtre, où il a été soigneusement lavé avec de l'eau distillée. Voici
les résultats de ces opérations :

DÉSIGNATION DES SOURCES.	POIDS DU MURIATE D'ARGENT.
	grammes.
Grande-grille............	5,5780
Puits-Chomel............	5,5780
Grand-bassin des bains.....	5,5780
Fontaine des Acacias.......	5,3310
Fontaine Lucas...........	5,3470
Fontaine de l'Hôpital.......	5,3310
Fontaine des Célestins......	5,6658

La précipitation par le nitrate d'argent m'a paru remarquable en ce que le précipité n'était pas blanc, mais violet, comme il le devient après quelques heures d'exposition à la lumière. Cet effet n'a point eu lieu avec les sels fondus provenant de l'évaporation.

Sulfate de Soude.

On a déjà vu qu'ayant décomposé par le nitrate de baryte les eaux de Vichy auxquelles j'ajoutais préalablement de l'ammoniaque, j'ai obtenu un précipité qui était formé de sous-carbonates de chaux, de magnésie et de baryte, et de sulfate de cette dernière base. Ayant traité ces précipités par l'acide muriatique, le sulfate de baryte indissous a été soigneusement recueilli et desséché. D'une autre part, j'ai traité par l'acide muriatique les résidus salins provenant des évaporations, pour déterminer la quantité de sous-carbonate de soude qu'ils contenaient. Les dissolutions provenant de ces opérations ont été précipitées par le muriate de baryte, et le sulfate obtenu m'a encore fait connaître la quantité de sulfate de

soude que contiennent les eaux de Vichy.
Cette opération faite sur le produit des évaporations a été un contrôle du résultat que
j'ai obtenu sur les lieux des eaux décompo-
sées par le nitrate de baryte au moment où
elles venaient d'être puisées. Il y a eu de
légères différences entre les poids du sulfate
de baryte obtenu dans les deux cas ; mais je
me suis arrêté aux résultats donnés par le
muriate de baryte, pour des raisons que
j'indiquerai dans la cinquième section. Le
tableau ci-dessous présente ces résultats.

DÉSIGNATION DES SOURCES.	POIDS DU SULFATE DE BARYTE.
	grammes.
Grande-grille..............	3,0900
Puits-Chomel.............	3,0900
Grand-bassin des bains......	3,0900
Fontaine des Acacias........	2,7570
Fontaine Lucas.	2,5707
Fontaine de l'Hôpital........	2,7570
Fontaine des Célestins.......	1,8004

ARTICLE SIXIÈME.

*Examen des produits insolubles contenus
dans les résidus de l'évaporation des
eaux, et détermination de la proportion
des substances dont ils étaient formés.*

J'avais terminé depuis long-temps l'analyse des eaux de Vichy, et j'avais présenté
depuis plus de deux ans le résultat de mon
travail à la Commission des eaux minérales,
qui existait près le Ministère de l'Intérieur,
lorsque l'on annonça en France l'analyse
des eaux de Carlsbad que M. Berzelius
venait de faire. Le travail intéressant du
savant suédois m'a mis dans la nécessité de
revoir le mien, et de rechercher avec soin
dans les produits qui me restaient encore,
ou dans les dépôts que j'avais ramassés dans
les conduits de la source de l'Hôpital, la présence de la strontiane, de l'acide fluorique,
et de l'acide phosphorique que M. Berzelius
annonçait dans les eaux de Carlsbad, qu'il
regarde, d'ailleurs, comme devant être for-
mées par les mêmes causes que les eaux de
Vichy, et dans des terrains semblables.

J'ai déjà dit que, lorsqu'on fait évaporer
les eaux de Vichy, l'action de la chaleur sur
ces eaux fait précipiter du sous-carbonate
de chaux, de l'oxide de fer, etc., dont une
très-petite partie s'attache aux parois de la
capsule, et ne peut en être enlevée que par
l'action d'un des acides qui forment avec les
bases des sels solubles. Mais la presque totalité des substances insolubles contenues
dans les eaux se trouvait mêlée avec les sels
solubles de l'évaporation ; il était, par conséquent, facile de la séparer de ces sels, en
traitant la masse par l'eau, qui a laissé indissous les sous-carbonates de chaux et de
magnésie, ainsi que l'oxide de fer et la silice. Cette partie insoluble a été jointe à celle
qui s'était déposée sur la capsule ; mais,
comme je n'employais pas toute la masse des
sels obtenus de l'évaporation des 4 kilogrammes d'eau, je ne mêlais les résidus en-
levés des parois des capsules au moyen des
acides, que dans la proportion des sels que
je traitais. C'était toujours sur douze grammes
de sels que j'opérais, et j'ajoutais, par conséquent, le résidu enlevé des parois de la
capsule, dans la proportion où ces douze

grammes se trouvaient par rapport à la totalité des sels obtenus de l'évaporation. J'ai
dû opérer ainsi, car, quoique les substances
qui se sont déposées sur la capsule, et que
le grattage n'a pu enlever, fussent en très-
petite quantité, encore auraient-elles pu
m'induire en erreur sur les véritables proportions des substances qui composaient le
résidu insoluble; car elles existaient certainement dans des rapports qui n'étaient pas
ceux dans lesquels se trouvaient ces mêmes
substances enlevées avec les sels solubles.

Détermination du carbonate de chaux.

J'ai traité par l'acide nitrique les substances insolubles de chaque source. Cet
acide a dissous la chaux, la magnésie et
l'oxide de fer, et n'a laissé que la silice. J'ai
versé dans la liqueur une dissolution de
sous-carbonate d'ammoniaque, qui a précipité la chaux et l'oxide de fer, et a laissé
la magnésie en dissolution. J'ai redissous
ces deux substances dans l'acide nitrique,
et j'ai ajouté de l'ammoniaque, qui a précipité l'oxide de fer et a laissé la chaux dans

la liqueur, d'où elle a été précipitée par le moyen du sous-carbonate d'ammoniaque. L'on a appliqué la chaleur, afin de déterminer la formation du sous-carbonate de chaux ; car, sans cette précaution, les sels calcaires ne sont pas entièrement décomposés par le sous-carbonate d'ammoniaque. Le tableau ci-dessous présente les résultats des opérations faites sur le dépôt de chaque source, calculés d'après ce qu'ils auraient été si l'on eût opéré sur la totalité des dépôts fournis par l'évaporation de 4 kilogrammes d'eau.

DÉSIGNATION DES SOURCES.	POIDS du SOUS-CARBONATE DE CHAUX.
	grammes.
Grande-grille..............	0,9744
Puits-Chomel...............	0,9738
Grand-bassin des bains.......	0,9553
Source des Acacias.........	1,5789
Source Lucas...............	1,3941
Source de l'Hôpital.........	1,4549
Source des Célestins........	1,7000

Le sous-carbonate de chaux obtenu m'a donné le moyen de déterminer la proportion de carbonate que contiennent les eaux de Vichy, en ajoutant au poids du sous-carbonate celui de l'acide carbonique qu'il contient.

Détermination du carbonate de magnésie.

L'on vient de voir qu'ayant dissous dans l'acide nitrique les sous-carbonates de magnésie et de chaux, ainsi que l'oxide de fer, j'ai précipité la chaux et l'oxide de fer au moyen du sous-carbonate d'ammoniaque, et la magnésie est restée dans la liqueur, d'où elle a été précipitée par la potasse caustique. Elle se trouvait en si petite quantité que je ne l'ai point recueillie sur un filtre, où elle se serait perdue ; je l'ai lavée par décantation dans le verre dans lequel la précipitation avait été faite, et je l'ai ensuite fait sécher et calciner à blanc dans le creuset de platine. Pour former le tableau suivant, j'ai converti la magnésie obtenue en sous-carbonate, et les calculs ont été faits pour présenter les résultats tels qu'ils se-

5

raient si j'eusse opéré sur la totalité des dépôts.

DÉSIGNATION DES SOURCES.	POIDS du SOUS-CARBONATE DE MAGNÉSIE.
	grammes.
Grande-grille...............	0,2241
Puits-Chomel...............	0,2256
Grand-bassin des bains.......	0,2288
Fontaine des Acacias........	0,2584
Fontaine Lucas.............	0,2590
Fontaine de l'Hôpital........	0,2530
Fontaine des Célestins........	0,1920

Détermination de l'oxide de fer.

L'on a vu plus haut qu'ayant séparé le fer
et la chaux d'avec la magnésie, par le moyen
du sous-carbonate d'ammoniaque, j'avais
ensuite dissous dans l'acide nitrique le sous-
carbonate de chaux et l'oxide de fer, et que
celui-ci avait été séparé de la dissolution, en
y versant quelques gouttes d'ammoniaque ;
mais l'oxide de fer que l'on obtient ainsi
n'est pas pur ; il entraîne dans sa précipi-

tation de la chaux, que l'on n'en sépare que très-difficilement, même en traitant le précipité par l'acide oxalique. Cet acide dissout l'oxide de fer et un peu de chaux, et lorsque l'on ajoute quelques gouttes d'ammoniaque pour neutraliser la liqueur et précipiter l'oxalate de chaux, cette base entraîne de l'oxide de fer avec elle. Le peroxide de fer est un véritable acide, qui forme avec les bases, et particulièrement avec la chaux, des combinaisons que je me propose de faire connaître. D'après ce que j'ai exposé, je suis porté à croire que le poids de l'oxide de fer est un peu plus fort qu'il ne devrait être réellement; mais lorsque l'on opère sur des atomes, comme je le faisais, il est des bornes de précision où l'on est forcé de s'arrêter. Le tableau suivant présente la quantité d'oxide de fer que j'ai obtenue de chaque source.

DÉSIGNATION DES SOURCES.	POIDS de L'OXIDE DE FER.
	grammes.
Grande-grille...............	0,0116
Puits-Chomel...............	0,0123
Grand-bassin des bains.......	0,0266
Fontaine des Acacias.........	0,0230
Fontaine Lucas..............	0,0118
Fontaine de l'Hôpital........	0,0080
Fontaine des Célestins........	0,0237

Détermination de la silice.

J'ai déjà fait voir que j'avais séparé la
silice des sels insolubles que contenaient les
dépôts qui se sont formés pendant les évaporations, en les traitant par l'acide nitrique, qui a dissous la chaux, la magnésie
et le fer, et a laissé la silice indissoute. Je
n'ai donc plus eu qu'à la faire sécher et à
la peser. Mais toute la silice ne s'était pas
précipitée pendant l'évaporation ; il y en
avait une partie qui était restée en combinaison avec les sels alcalins, et quoique

je les eusse fortement desséchés avant que de les redissoudre, ils avaient cependant entraîné dans leur dissolution une certaine portion de silice. Je m'en suis aperçu lorsque j'ai dissous dans l'eau le muriate de soude fondu qui provenait de quelques-unes des opérations que je faisais pour déterminer la quantité de sous-carbonate de soude que contenaient les résidus salins de l'évaporation. J'ai donc recueilli pour chaque source la silice que retenaient les sels solubles, et je l'ai jointe à celle que j'avais obtenue des résidus insolubles. Il est remarquable de voir la silice retenue avec tant de force par les sels alcalins; et ce n'est que lorsque le sous-carbonate a été converti en muriate, et que celui-ci a été fondu, que cette terre a cessé d'être soluble dans les sels alcalins. D'où il faut conclure que la silice tient à la soude avec une grande énergie, que l'acide carbonique ne peut jamais rompre cette combinaison, et que les acides forts n'y parviennent que lorsque la chaleur a donné à la silice une cohésion qui ne lui permet plus d'être attaquée par la soude. Cependant il faut croire que la silice, lorsqu'elle est dans un certain état de division, est soluble par elle-même dans l'eau, car on la retrouve dans des eaux thermales qui à peine contiennent des vestiges de sels al-calins.

Le tableau ci-dessous présente la quantité de silice que contiennent les différentes sources de Vichy.

DÉSIGNATION DES SOURCES.	POIDS DE LA SILICE.
	grammes.
Grande-grille.	0,2944
Puits-Chomel.	0,2885
Grand-bassin des bains.	0,2905
Fontaine des Acacias.	0,2040
Fontaine Lucas.	0,1662
Fontaine de l'Hôpital.	0,1911
Fontaine des Célestins.	0,4525

Recherches faites pour trouver la strontiane, l'acide phosphorique et l'acide fluorique dans les eaux de Vichy.

En rassemblant tout ce qui me restait des dépôts insolubles provenant de l'évapora-

tion de l'eau des différentes sources, je suis
parvenu à en réunir environ deux grammes,
et c'est dans cette petite quantité de matière que j'ai commencé à rechercher les
trois substances que M. Berzelius annonçait
avoir trouvées dans les eaux de Carlsbad,
dont il communiqua l'analyse dans une
lettre adressée à M. Berthollet.

Le savant suédois n'indiquait pas par quel
moyen il était parvenu à reconnaître et à
peser d'aussi petites quantités de matière
que celles qu'il avait trouvées dans les eaux
de Carlsbad; mais je pensai que si je ne
parvenais pas à déterminer le poids de la
strontiane et de l'acide phosphorique, du
moins je pourrais en signaler la présence.

Je dissolvis donc dans l'acide nitrique
deux grammes du dépôt provenant de l'é-
vaporation des eaux de Vichy; je fis évaporer à siccité, et je mis le sel desséché
dans un flacon avec de l'alcool très-défleg-
mé. Au bout de deux jours, je décantai la
liqueur avec soin, et, au moyen d'un peu
d'alcool, je retirai du petit flacon le dépôt
qui s'y trouvait. Ce dépôt a été parfaitement
lavé avec de l'alcool, puis traité par l'eau,

qui ne dissolvit rien ; car il ne se fit pas le
moindre louche dans la liqueur lorsque j'y
ajoutai une goutte d'acide sulfurique. Ce qui
ne s'était pas dissous dans l'alcool n'était
que de la silice mêlée d'un peu d'oxide de
fer, dans lequel je recherchai en vain des
traces d'acide phosphorique. L'alcool qui
avait dissous le nitrate de chaux fut évaporé,
et le sel fut redissous dans l'eau : je versai
dans la dissolution quelques gouttes d'ammoniaque qui dénotèrent des atomes de
fer.

N'ayant pas trouvé dans le peu de matière que j'avais les substances dont je recherchais la présence, j'ai pensé que je serais plus heureux en faisant l'analyse du
dépôt que laisse l'eau de la source de l'Hôpital dans l'aqueduc qui conduit à l'Allier
l'eau qui s'écoule par le trop plein du réservoir. J'avais rapporté une assez grande
quantité de ce dépôt, que j'avais ramassé
moi-même dans la partie de l'aqueduc qui
est près de la source, et j'ai pensé que j'y re-
trouverais incontestablement les substances
soupçonnées, si elles existaient dans les eaux
de Vichy.

Ce dépôt est pulvérulent, grenu, jaune-
ocreux. Je le mis dans un verre avec de
l'eau, et j'agitai fortement ; puis je laissai
déposer. Le lendemain je mis le tout sur un
filtre ; je lavai le dépôt qui resta sur le papier ; puis je le fis dessécher dans un creuset de platine à 150 ou 200 degrés centigrades.

J'ai taré un petit matras, et lorsque la
tare fut faite, je mis une portion du dépôt
dans le matras, que je replaçai sur la balance. Il fallut ajouter sur le plateau opposé
12$^{\text{gram.}}$,74, qui représentent le poids du dépôt. J'inclinai le matras, et je versai dedans
de l'acide nitrique à 36 ou 40 degrés.

L'inclinaison que j'avais donnée au vase
empêchait qu'il ne se projetât rien au de-
hors. Lorsque tout fut sensiblement dissous,
j'ajoutai encore un peu d'acide nitrique ;
puis je mis le matras sur un feu doux, en
le tenant toujours incliné. L'évaporation fut
continuée jusqu'à ce que la masse fût tota-
lement sèche : elle avait alors une couleur
jaunâtre. Je bouchai le matras, je le laissai
refroidir, et je versai ensuite de l'alcool à
45 degrés sur la matière. Le liquide fut

agité à plusieurs reprises pendant la journée; tout se détacha du verre, et le lendemain, je décantai l'alcool, qui surnageait
un dépôt assez abondant. Ce dépôt fut
soigneusement lavé avec de l'alcool, et lorsque celui que l'on décanta ne donna plus
aucune trace de chaux avec l'oxalate d'ammoniaque, on retira le précipité du matras,
et il fut mis dans un creuset de platine. Le
dépôt, parfaitement desséché, fut constaté
du poids de 0$^{gram.}$, 49. Sans le sortir du creuset, je versai dessus de l'eau distillée ; je fis
légèrement chauffer, et lorsque la liqueur
fut parfaitement éclaircie, je l'enlevai avec
une pipette. Je fis trois autres lavages, et
toutes les liqueurs furent réunies et évaporées dans une petite capsule de porcelaine.
A une certaine époque de l'évaporation, il
se forma sur la liqueur une croûte qui ac-
quit assez de consistance; je pensai que ce
pouvait être de la strontiane qui se serait
carbonatée à l'air, et provenant du nitrate
qui aurait été trop fortement chauffé dans
le matras; en conséquence, lorsque tout le
liquide fut évaporé, je lavai les croûtes avec
de l'eau distillée, et je les fis sécher. Je les

mis dans un verre avec de l'acide nitrique :
il ne se manifesta pas le moindre mouvement d'effervescence. Je remis alors le tout
dans une petite capsule de platine ; je fis
chauffer pour chasser l'acide nitrique, puis
je mis la matière dans l'eau. Elle se dissolvit, et la dissolution précipita par le muriate de baryte et l'oxalate d'ammoniaque.
L'eau avec laquelle j'avais lavé les croûtes
fut évaporée, et laissa une eau-mère qui
fut reconnue pour du nitrate de chaux. Il
n'y a donc pas de carbonate de strontiane
dans le dépôt des eaux de l'Hôpital.

Les 0$^{\text{gram.}}$,49 de matière insoluble dans
l'alcool, que nous avons traités par l'eau
pour en retirer le nitrate de strontiane,
dans le cas où il aurait existé, ont été desséchés dans le creuset de platine dans lequel ils se trouvaient. Le poids a été constaté de 0$^{\text{gram.}}$,40. La perte était donc de
0$^{\text{gram.}}$,09, dont 0$^{\text{gram.}}$,07 ont été reconnus pour
du sulfate de chaux, et 0$^{\text{gram.}}$,02 devaient être
le poids du nitrate de chaux que nous avons
mentionné ci-dessus.

Les 0$^{\text{gram.}}$,40 de matière insoluble dans
l'alcool et l'eau ont été traités par l'acide

nitrique, pour enlever le phosphate de fer
que je recherchais ; mais l'acide n'avait dissous que de l'oxide de fer et de la chaux,
et par aucun moyen je n'ai pu constater
la présence de l'acide phosphorique. Ce qui
nè s'est point dissous dans l'acide nitrique a
été traité par l'acide muriatique bouillant,
qui a enlevé de l'oxide de fer parfaitement
exempt d'acide phosphorique, et a laissé un
résidu composé de sable et de silice pulvérulente, dont le poids fut constaté de
$0^{gram.},145$.

L'alcool qui tenait en dissolution tout le
nitrate de chaux a été évaporé, et la masse
redissoute dans l'eau. La dissolution ne donnait pas la moindre trace de la présence du
fer. L'eau de chaux y occasiona un précipité blanc : ce n'était que de la magnésie.
Je n'ai pas constaté dans quels rapports la
chaux et la magnésie se trouvaient dans la
dissolution, parce que cela n'entrait pas
dans le but de mes recherches, et qu'il est
évident que ni la strontiane ni l'acide phosphorique ne pouvaient se trouver dans la
dissolution alcoolique.

Je n'ai donc pu trouver aucune trace de

strontiane ni d'acide phosphorique dans le
dépôt de la source de l'Hôpital : quant à
l'acide fluorique, je n'ai aperçu aucune
marque de dépoli dans le matras où la satu-
ration a été opérée, et que j'ai cassé pour
en constater l'état intérieur. Je dois ajouter
que toutes les saturations que j'ai faites, par
l'acide muriatique, du sous-carbonate provenant des eaux, et qui avaient pour but
de constater la proportion dans laquelle ce
sous-carbonate se trouve contenu dans les
différentes sources de Vichy, ont été faites
dans un creuset de platine recouvert d'un
petit disque de verre, et percé d'un petit
trou par lequel passait la partie effilée d'un
petit entonnoir, au moyen duquel je versais de l'acide muriatique sur la masse, et
que ni le disque ni l'entonnoir n'ont été cor-
rodés ou attaqués dans aucune de leurs parties : cependant j'ai saturé dans le creuset
de platine, avec toutes les précautions que
je décris, plus de 60 grammes de matières
salines provenant de l'évaporation des eaux
de Vichy.

J'ai encore voulu rechercher dans ces der-
niers temps la présence de la strontiane et

de l'acide phosphorique dans les eaux de Vichy, et j'ai pensé que si je ne les avais pas
trouvés dans mes essais précédens, c'est
que réellement ils y étaient en trop petite
quantité pour qu'ils pussent être appréciés
par nos moyens chimiques : il fallait donc
les rechercher dans des produits où ils fussent
en plus grande quantité, par rapport aux
autres substances, que dans ceux qui avaient
été soumis aux essais que j'avais faits jusqu'alors ; et je me rappelai que, lorsque j'a-
vais examiné la matière végéto-animale, j'a-
vais trouvé dans les cendres l'oxide de fer
en quantité incomparablement plus grande
qu'il n'existe soit dans les produits insolubles
de l'évaporation, soit dans le dépôt de l'a-
queduc de l'Hôpital.

J'avais heureusement encore un peu de la
matière végéto-animale que j'avais recueillie à Vichy dans le bassin de l'Hôpital ; le
poids dont j'ai pu disposer était de $7^{gram.}$,90 ;
je les ai mis dans l'acide nitrique faible, où
je les ai laissé macérer pendant deux jours ;
après ce temps, j'ai décanté la liqueur, qui
était fortement acide, et j'ai lavé avec de
l'eau distillée jusqu'à ce que la dernière

eau ne donnât aucun louche avec l'oxalate
d'ammoniaque. Toutes les eaux réunies ont
été évaporées à siccité, et la matière renfermée dans un flacon avec de l'alcool à 45 degrés. L'alcool a été renouvelé jusqu'à ce
qu'il n'enlevât plus rien au dépôt. Ce dépôt,
du poids de 1^{gram},53, a été lavé par l'eau, et
celle-ci, évaporée, n'a laissé aucune trace
de nitrate de strontiane. Après le lavage par
l'eau, le résidu qu'elle avait laissé a été
traité par l'acide muriatique, qui en a opéré
une dissolution complète. J'ai employé tous
les moyens convenables pour découvrir dans
cette liqueur la présence de l'acide phosphorique; mais elle ne renfermait que de la
chaux, de l'oxide de fer et de la silice. Il
serait possible néanmoins qu'elle contînt des
traces d'acide phosphorique, car la dissolution nitrique d'argent a donné un précipité
légèrement jaune, mais qui a blanchi subi-
tement. On n'a donc par ce résultat que des
indices équivoques de la présence de l'acide
phosphorique. Cependant la matière végéto-
animale du bassin de l'Hôpital contient
l'oxide de fer dans un rapport qui est au
sous-carbonate de chaux et de magnésie réu-

nis comme 1 à 7, tandis que dans les eaux
du bassin ce rapport est environ comme 1 à
200 ; et l'on ne peut pas douter que le sous-
carbonate de strontiane, vu son insolubilité,
se serait précipité en même temps que l'oxide
de fer : ainsi donc, pour peu qu'il y eût dans
les eaux le moindre vestige des corps que
j'y recherchais, j'en aurais certainement
trouvé quelque portion dans la matière végéto-animale.

Je vais présenter dans le tableau ci-contre
la proportion dans laquelle se trouvent les
diverses substances qui entrent dans la composition des eaux de Vichy. Les sels y sont
portés à l'état anhydre, et l'eau de cristal-
lisation de ces corps se trouve faire partie de
celle qui tient toutes les matières en dissolution.

TABLEAU de *l'Analyse des Eaux minérales et thermales de Vichy.*

SUBSTANCES contenues dans les sources (*).	SOURCE de la GRANDE-GRILLE.	SOURCE CHOMEL.	SOURCE du GRAND-BASSIN DES BAINS.	SOURCE de L'HÔPITAL.	SOURCE des ACACIAS.	SOURCE LUCAS.	SOURCE des CÉLESTINS.
	gramm.	gramm.	gramm.	gramm.	gramm.	gramm.	gramm.
Eau de dissolution	3970,0855	3969,9047	3969,6283	3969,3563	3967,8700	3969,0471	3967,6191
Acide carbonique libre	3,7734	3,9592	4,2399	3,9176	5,1450	4,2807	4,4582
Carbonates { de soude	19,9258	19,9258	19,9258	20,2054	20,2054	20,3454	21,2961
de chaux	1,3993	1,3985	1,3719	2,0894	2,2675	2,0021	2,4414
de magnésie	0,3397	0,3407	0,3467	0,3807	0,3886	0,3880	0,2910
Muriate de soude	2,2803	2,2803	2,2803	2,1705	2,1705	2,1854	2,3162
Sulfate de soude	1,8900	1,8900	1,8900	1,6810	1,6810	1,5733	1,1018
Oxide de fer	0,0116	0,0123	0,0266	0,0080	0,0680	0,0118	0,0237
Silice	0,2944	0,2885	0,2905	0,1911	0,2040	0,1662	0,4525
Poids des eaux analysées	4000,0000	4000,0000	4000,0000	4000,0000	4000,0000	4000,0000	4000,0000

(*) Les eaux de toutes les sources contiennent en outre une matière végéto-animale en trop petite quantité pour en pouvoir déterminer le poids.

NOTA. Le litre ou pinte d'eau distillée pèse un kilogramme, par conséquent, en prenant le quart des nombres portés dans la colonne de la Grande-grille, par exemple, l'on connaîtra, à peu de chose près, le poids des substances qui sont contenues dans une pinte d'eau de cette source.

ARTICLE SEPTIÈME.

Sur la Nature de la Matière végéto-animale contenue dans les eaux de Vichy.

J'ai trouvé dans beaucoup d'eaux thermales une matière analogue à celle qui se présente dans les eaux de Vichy, et comme cette matière a les apparences d'une organisation végétale, je la regardais comme telle, quoiqu'elle m'eût donné de l'ammoniaque à la distillation. M. Berzelius, guidé probablement par les mêmes motifs que moi, a désigné sous le simple titre de *matière végétale* la substance qu'il a trouvée dans les eaux de Carlsbad, et qui, certainement, est de même nature que celle que l'on rencontre dans les eaux de Vichy.

Je me rendis en 1821 dans les Pyrénées, et je trouvai dans les eaux que j'examinai dans cette contrée, une matière que j'ai désignée sous le nom de *barégine*. Elle se dépose sur les parois des réservoirs fermés sous un aspect gélatineux et parfaitement incolore; exposée dans une étuve, elle perd les $\frac{49}{50}$

de son poids, et il reste une matière sèche, grisâtre, d'une demi-transparence, comme de l'empois desséché. Exposée sur les charbons, elle brûle à la manière des matières animales, et elle en donne tous les produits à la distillation. D'après ce que je viens de rapporter, j'ai considéré la barégine comme une matière animale particulière, que j'ai cru être contenue dans une certaine classe d'eau; mais je me suis aperçu depuis que, lorsque les eaux de Barèges s'écoulent à l'air, elles laissent dans les conduits des filamens d'abord blancs, et qui passent successivement au vert, à mesure qu'ils se forment à une distance plus éloignée du réservoir. J'ai donc été porté à admettre que la barégine existe dans toutes les eaux thermales, et que la substance verte que présentent celles de ces eaux dont les bassins vastes sont ouverts et laissent un libre accès à l'air et à la lumière, n'est que de la barégine altérée. Par ces raisons, je considère aujourd'hui la substance verte des eaux thermales comme étant végétale par son organisation, et animale dans sa constitution originaire. La dénomination de substance *végéto-animale* lui convient

donc parfaitement bien. Plusieurs chimistes
avaient déjà donné ce nom à la même matière; mais ils n'ont pas été guidés par les
mêmes raisons que moi, puisqu'ils n'en ont
pas étudié la formation. Ils lui ont appliqué
le titre de *végéto-animale*, par cela seul
qu'elle donne de l'ammoniaque à la distillation; mais il y a beaucoup de végétaux qui
fournissent de l'alcali volatil à la distillation,
beaucoup de parties végétales qui donnent
ce même produit au feu, et que cependant
l'on n'a pas sortis de leur classe.

La barégine se colore d'abord à l'air très-
légèrement, ainsi que je l'ai dit; puis elle
passe à un vert tendre. Dans cet état, elle a
l'apparence du protoxide de fer, et j'ai fait
connaître (page 26) l'erreur dans laquelle
était tombée à cet égard une personne qui a
fait l'analyse des eaux de Bagnères (Bigorre).
Je l'ai consignée pour faire voir que l'on est
exposé à commettre des bévues bien grandes
lorsque l'on s'en rapporte, aux apparences
des corps, sans les soumettre à un examen
un peu attentif. La présence du protoxide
de fer en flocons d'un assez gros volume,
flottant au milieu d'une eau thermale, était

un fait trop curieux pour qu'on ne le constatât pas avec soin; mais des recherches chimiques sont toujours plus ou moins pénibles, et l'on écrit d'imagination une analyse beaucoup plus facilement qu'on ne la fait.

La barégine, lorsqu'elle a passé au vert par l'influence de l'atmosphère, devient jaunâtre en se desséchant : c'est ce qui a fait croire, ainsi que je l'ai dit dans la section troisième, que les eaux de Vichy contiennent beaucoup d'oxide de fer, parce qu'en effet, lorsque les eaux débordent les bassins, ou que le bouillon les jette sur leurs bords, la margelle se trouve recouverte d'un dépôt ocreux : ce n'est cependant que de la matière végéto-animale altérée par l'air et mêlée de sous-carbonate de chaux qu'elle colore. Il est vrai que ce dépôt contient aussi de l'oxide de fer, même en quantité remarquable; mais je ne pense pas cependant qu'il soit la cause principale de la couleur brune-ocreuse que présente la matière végéto-animale; car lorsque l'on traite celle-ci par l'acide muriatique, et qu'on lui enlève, par ce moyen, tout l'oxide de fer qu'elle contient, elle re-

prend par la dessiccation la même couleur
qu'elle avait avant. Cependant elle est verte
tant qu'elle reste humectée par le liquide,
et, dans cet état, elle est sans corps et a
toute l'apparence de la fécule verte que l'on
obtient de quelques végétaux.

M. Vauquelin, dont le nom se rattache
aux travaux faits sur toutes les parties de la
science, qui a tout examiné et qui l'a fait
avec une sagacité rare, a remarqué, l'un des
premiers, que les eaux thermales contiennent
une matière végéto-animale, c'est-à-dire,
donnant de l'ammoniaque à la distillation.
Il a examiné récemment (*) celle ces eaux
de Vichy; mais malheureusement ce n'est
pas sur les lieux que l'examen a été fait, et
M. Vauquelin n'a eu à sa disposition qu'une
matière qui était renfermée dans une bouteille depuis plusieurs semaines : aussi était-
elle notablement altérée, et avait-elle donné
naissance dans sa décomposition à de l'acide
acétique, mais sans qu'il se fût produit aucune trace d'ammoniaque, ce qui est assez

_____

(*) *Annales de Chimie et de Physique*, t. XXVIII,
pag. 98.

remarquable; car l'acide acétique et l'ammoniaque se forment concurremment dans la décomposition de certaines matières végéto-animales, ainsi qu'on le reconnaît, par exemple, dans l'eau sure des amidonniers.

M. Vauquelin a observé que la substance qu'on lui a rapportée de Vichy nageait dans un liquide qui avait la singulière propriété de paraître vert par réfraction, et d'un rouge pourpre par réflexion. Il pense que la matière qui produit ce phénomène d'optique est due à la décomposition de la substance végéto-animale; mais je ne puis admettre son opinion sous ce rapport; car j'ai constaté en 1820, lorsque, pour la première fois, j'ai examiné les eaux de Vichy, que lorsque l'on traite par l'acide muriatique la matière végéto-animale du réservoir de l'Hôpital aussitôt qu'elle est sortie de l'eau, on obtient une liqueur qui réfléchit et réfracte la lumière avec les couleurs qu'il a observées. La substance qui produit cet effet n'est donc pas le résultat de la décomposition de la matière végéto-animale; mais elle est toute contenue dans cette matière.

Je me propose d'examiner dans un Mémoire particulier la nature et la composition
de la substance que j'ai appelée *barégine*,
et de faire connaître les changemens qu'elle
éprouve dans sa constitution chimique par
le contact de l'air et de la lumière. Je me
contenterai donc de rapporter ici quelques
expériences qui constatent la présence de
l'azote dans la matière végéto-animale des
eaux de Vichy.

J'ai pesé dans une petite cornue d'essai
6$^{gram.}$,87 de cette substance desséchée. Exposée
à un feu doux pendant un quart d'heure, il
s'est encore dégagé de l'humidité, dont le
poids a été constaté de o$^{gram.}$,35. Lorsqu'il m'a
paru que la chaleur ne pouvait pas être aug-
mentée sans décomposer la matière, j'ai fait
plonger le bec de la cornue dans une fiole à
médecine qui contenait de l'acide nitrique
étendu d'eau, et l'addition de quelques charbons allumés dans le fourneau a bientôt déterminé la décomposition de la substance
végéto-animale : il s'est produit du gaz, de
l'eau et une huile empyreumatique épaisse
qui était en assez grande abondance. Le feu
a été continué pendant une demi-heure, mais

il n'a jamais été assez fort pour fondre la
cornue.

J'ai fait une seconde opération, qui a été
conduite de la même manière, et dans laquelle j'ai décomposé 4$^{gram.}$,675 de matière
végéto-animale.

Pour connaître la quantité d'ammoniaque
qui s'était dégagée et dont la totalité a dû
rester dans l'acide nitrique que les gaz tra-
versaient, j'ai recherché par un moyen bien
simple la quantité d'acide nitrique qui avait
été saturée par l'ammoniaque. A cet effet,
j'ai saturé par le marbre 100 parties de l'a-
cide nitrique qui m'avait servi dans mes expériences, et j'ai constaté, par deux essais
parfaitement concordans, que le poids du
marbre dissous était de 15,694. D'un autre
côté, j'ai mis du marbre dans l'acide nitrique qui avait servi à laver le gaz provenant de la distillation de la matière végéto-
animale. 100 parties de l'acide nitrique qui
avait servi à laver le gaz dans la première
opération ont dissous 13,30 de marbre, et
100 parties de l'acide employé dans la seconde opération en ont dissous 12,95. Par
le premier résultat, 100 parties de matière

végéto-animale ont donc produit une quantité d'ammoniaque capable de saturer 47,83
d'acide nitrique épreuve, et dans la seconde
51,96; ce qui donne pour terme moyen 49,89.
Mais 100 de cet acide saturaient 15,694 de
marbre : donc la quantité d'ammoniaque
qu'aurait produit 100 de matière équiva-
lait à 7,847 de marbre.

Les cornues dans lesquelles la décomposition a été faite ont été remises sur la balance, et j'ai constaté que dans la première
opération la perte avait été de $3^{gram.},34$ et
dans la seconde de $1^{gram.},79$. Ces cornues
ayant été cassées, j'ai trouvé un charbon
noir légèrement brillant dans quelques parties. Comme il s'était mêlé une assez grande
quantité de fragmens de verre dans le charbon, j'ai séparé les parties de ce charbon
qui étaient agglomérées, et je les ai mises
dans un verre avec de l'acide nitrique faible. Il s'est fait une vive effervescence, et
avec l'acide carbonique dont le dégagement
produisait cette effervescence il s'est dégagé
une petite quantité d'hydrogène sulfuré. Le
charbon est resté en digestion dans l'acide
pendant vingt-quatre heures, et je me suis

assuré de l'acidité de la liqueur qui le baignait.
Cet acide était saturé en partie par de la chaux,
de la magnésie et du protoxide de fer. La quantité de charbon employée était de $2^{gram.}$,99 ;
après avoir été bien lavé et séché il ne pesait
plus que $1^{gram.}$,64. Je l'ai incinéré, et il est
resté une cendre roussâtre du poids de $0^{gram.}$,7.
J'ai traité ces cendres par l'acide muriatique
bouillant, qui a enlevé de l'oxide de fer et de
la chaux, et qui a laissé de la silice pulvérulente
et des grains de sable : le poids de ces matières
était de $0^{gram.}$,45. La dissolution muriatique
renfermait $0^{gram.}$,127 d'oxide rouge de fer et
$0^{gram.}$,123 de chaux. L'acide nitrique qui avait
digéré avec le charbon ayant été saturé par
l'ammoniaque, j'en ai encore retiré $0^{gram.}$,09
d'oxide rouge de fer, ce qui porte à $0^{gram.}$,217
le total de l'oxide rouge de fer contenu dans
$2^{gram.}$,99 de charbon, quantité considérable,
puisque ce charbon ne contenait en sous-carbonates de chaux et de magnésie que $1^{gram.}$,383,
en sorte que dans les substances qui ont servi
de support à la matière végéto-animale,
l'oxide de fer se trouvait dans le rapport de
3 à 20 avec les sels terreux, tandis que dans

l'eau minérale ce rapport est à-peu-près celui de 1 à 200.

Il résulte des essais que j'ai rapportés ci-dessus, que 100 parties de matière végéto-animale privée d'humidité et débarrassée de la chaux, de la magnésie, de la silice et de l'oxide de fer, produiraient à la distillation 10,13 de sous-carbonate d'ammoniaque, et laisseraient 26,18 de charbon pur. Il est sans doute inutile de faire observer que probablement il s'est produit un peu plus de sous-carbonate d'ammoniaque que je ne l'indique, parce qu'il a dû se former de l'acide acétique dans le cours de la décomposition de la matière végéto-animale par le feu, lequel a saturé de l'ammoniaque, et que par conséquent l'acide nitrique épreuve a ensuite dissous plus de marbre qu'il ne l'aurait fait si une partie de l'ammoniaque ne s'était trouvée saturée par l'acide acétique. Mais je n'ai point pour but ici de donner une analyse de la matière végéto-animale; j'ai voulu seulement constater qu'elle contient de l'azote, et indiquer à-peu-près la quantité de sous-carbonate d'ammoniaque qu'elle fournit à la distillation.

SECTION CINQUIÈME.

CONSÉQUENCES TIRÉES DES RÉSULTATS DE L'ANALYSE ;
DISCUSSION DES PROCÉDÉS EMPLOYÉS.

Avant que d'entrer dans la discussion des moyens d'analyse que j'ai employés, et d'en estimer la valeur, je vais m'arrêter un moment sur les conséquences qu'il semble que l'on doive tirer des résultats que renferme le tableau de l'analyse des différentes sources que nous avons présenté (page 81.)

L'on a avancé qu'il était probable que toutes les sources de Vichy tirent leur origine d'un même bassin souterrain : cela semblerait naturel ; car comment croire que des sources qui contiennent les mêmes principes et qui sourdent à quelques centaines de mètres les unes des autres peuvent avoir une origine différente ? Cependant les résultats de l'analyse ne se prêtent pas à l'opinion que l'on a mise en avant, ou du moins il faudrait conclure de ces résultats que les eaux, tout en provenant du même bassin, suivent de longs canaux différens les uns des autres, et dans lesquels elles peuvent se charger de diverses proportions des principes qu'elles contiennent.

Sans doute si les résultats de l'analyse de l'eau des sources ne présentaient des différences que dans les millièmes, eu même de un ou deux centièmes dans les proportions des principes, l'on pourrait croire que cela tient à un mélange d'eau douce qui se ferait dans le trajet et à peu de distance du sol, ou aux imperfections de l'analyse; mais, dans le premier cas, il faudrait que les différences fussent dans le même rapport pour tous les principes, c'est-à-dire, que si le sous-carbonate de soude, par exemple, se trouve moins abondant dans l'eau d'une source que dans l'autre, il faudrait aussi que le sulfate de soude, le muriate de soude, la chaux, la silice, etc., fussent en moindre proportion dans la première que dans la seconde, et c'est ce qui ne s'est pas présenté. Si enfin la diversité dans les résultats ne tenait qu'aux imperfections de l'analyse, elle serait circonscrite dans des bornes où nous ne la voyons pas.

Je dis que toutes les différences ne sont
pas dans le même rapport; car, par exemple, la source des Célestins contient 213 de
carbonate de soude, 23 de muriate de soude;
et celle de la Grande-grille contient 199 de
carbonate de soude, 23 de muriate de soude.
Ainsi, la première contient plus de carbonate
de soude que la seconde, et elles contiennent toutes deux les mêmes quantités de muriate de soude; mais ce qui est plus frappant
dans ces rapprochemens, c'est que la source
des Célestins contient seulement 11 de sulfate de soude, et celle de la Grande-grille
en contient 19. Il n'est donc pas permis de
croire que cette diversité dans le degré de
salure tienne à des mélanges d'eau douce qui
se feraient près de la surface du sol.

Je dis enfin que les différences qui existent dans les proportions des principes contenus dans les eaux ne peuvent pas tenir aux
imperfections de l'analyse, car elles sont
hors des limites des erreurs possibles, ou trop
fortes pour que l'on puisse croire qu'elles
proviennent de la maladresse de l'expérimentateur. Ainsi, comme nous venons de
le voir plus haut, nous avons trouvé 19 de

sulfate de soude dans l'eau de la Grande-
grille, et seulement 11 dans celle des Célestins. Certes, l'on ne peut pas soupçonner
que de pareilles différences n'existent pas, et
qu'elles ne sont dues qu'à l'inexpérience du
chimiste.

Mais d'autres résultats, qui ne sont pas
donnés par la balance, et qui ne tiennent
en rien au mode d'opérer, tendent à prouver
qu'il y a des différences dans les proportions
des principes que contiennent les différentes
sources ; je veux parler des résultats que
l'on obtient par la noix de galle et le prussiate de potasse. Ici, il n'y a point d'infidé-
lité dans les réactifs, et cependant nous voyons
que, quel que soit le corps que la noix de
galle indique, il existe dans l'eau du Grand-
puits des bains, de la Grande-grille, etc.,
et nullement dans celle de l'Hôpital et des
Célestins; enfin, nous voyons encore que le
prussiate de potasse donne une teinte cinq
fois plus forte dans l'eau des Célestins que
dans celle de la fontaine des Acacias.

Il n'est donc pas permis de considérer
l'eau qui sort des différentes sources de Vichy comme étant une seule et même eau; il

y a entre elles des différences trop notables
dans la proportion des principes, pour que
l'on ne soit pas forcé de reconnaître, ou
qu'elles ne proviennent pas du même bassin
souterrain, ou qu'en sortant de ce bassin,
elles ont pris des directions diverses; qu'elles
se sont chargées dans leur trajet de principes nouveaux, ou bien qu'elles ont abandonné une partie de ceux dont elles étaient
pourvues. Si c'est dans les canaux que les
eaux ont éprouvé des modifications, il semble
que l'on serait porté à penser que le trajet
qu'elles parcourent doit être considérable;
car ce ne serait pas dans le cours de quelques
milliers de mètres qu'elles auraient le temps
de réagir sur les parois de leurs conduits,
de manière à se charger d'une quantité no-
table de principes nouveaux.

Les résultats de l'analyse m'ont porté à
admettre qu'il y a une identité parfaite entre
l'eau des sources de la Grande-grille, du
Puits-Chomel et du Grand-bassin des bains,
d'une part, et entre l'eau des sources de l'Hôpital et des Acacias, de l'autre. La source
Lucas et celle des Célestins présentent des différences entre elles, et avec les deux groupes

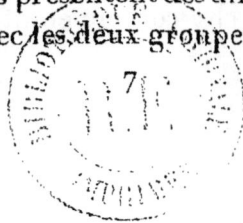

que je viens d'indiquer. Les sources actuelles de Vichy pourraient donc être considérées comme étant, chimiquement parlant, au nombre de quatre. Du reste, je ne prétends tirer de cette supposition aucune conclusion sur l'effet médical que chaque source peut avoir. Le chimiste dit ce que contiennent les eaux; le médecin qui les administre dit ce qu'elles produisent; mais les résultats de l'un ne peuvent jamais infirmer ceux de l'autre. Des faits sont des faits, et toutes les théories possibles, toutes les hypothèses imaginables ne peuvent pas les détruire (*).

Ayant admis que les sources de la Grande-grille, du Puits–Chomel et du Grand–bassin

---

(*) L'on a observé depuis long-temps que l'eau de la fontaine de l'Hôpital pèse moins sur l'estomac que celle des autres sources, c'est-à-dire qu'elle se digère plus facilement. Voilà un fait, et c'est un de ces faits d'une observation si simple que l'on ne peut pas croire que le médecin qui l'énonce se soit abusé. Mais de ce que l'analyse chimique indique les mêmes substances dans l'eau de toutes les sources, de ce qu'elle les y montre presque dans les mêmes proportions, faut-il en conclure que le fait observé n'est point exact? L'économie animale est affectée,

des bains nous donnent une seule et même eau, j'ai dû faire disparaître les différences dans les millièmes que l'analyse chimique m'avait données pour la proportion du carbonate, du muriate et du sulfate de soude. J'ai additionné les résultats obtenus des produits des trois sources, et j'en ai tiré un terme moyen qui, certes, ne s'éloigne pas de $\frac{1}{200}$ pour l'une quelconque des trois sources.

Discussion des procédés employés dans l'analyse.

Je vais examiner actuellement quelle peut être la valeur des moyens employés pour dé-

---

dans de certaines circonstances, par de si petites quantités de matière, qu'il faut mettre beaucoup de réserve à discourir sur l'effet probable d'une eau quelconque. Par exemple, l'eau de la source de l'Hôpital est recueillie dans un vaste bassin exposé à l'air et à la lumière, dans lequel elle séjourne long-temps, et où elle se débarrasse de la plus grande partie de la matière végéto-animale dont est pourvue l'eau de toutes les sources: serait-il donc impossible que ce fût à cette simple cause qu'elle doive de passer plus facilement dans l'estomac?

terminer la proportion des principes qui entrent dans la composition des eaux de Vichy.

La mission que j'avais reçue ayant pour but principal de procéder à l'analyse des eaux minérales sur les lieux mêmes, j'ai dú, dans beaucoup de circonstances, rechercher des moyens d'analyse qui fussent plus simples que ceux habituellement employés, et qui donnassent, en même temps, des résultats aussi rigoureux : j'aurai soin de les faire connaître à mesure que l'occasion s'en présentera dans le cours de la publication de mes travaux sur les eaux minérales que j'ai examinées.

L'on recommande souvent de soumettre les eaux à la distillation pour déterminer la quantité d'acide carbonique libre qu'elles contiennent; mais ce moyen ne pouvait pas être mis en usage à Vichy, d'abord parce que je n'avais pas de cuve à mercure à ma disposition, et, en second lieu, parce que les eaux que j'examinais contiennent du carbonate de soude que la simple chaleur de l'ébullition décompose. Mais comme cette décomposition devient de plus en plus difficile à mesure qu'elle avance, on ne peut jamais savoir à quel terme elle s'est arrêtée, et par conséquent, l'on n'a aucun moyen d'apprécier pour quelle quantité l'acide qui était combiné peut se trouver dans la totalité de celui que la distillation a fait obtenir, et l'on se trouve ainsi dans l'impossibilité de faire le départ de l'acide libre que l'eau pouvait contenir. La distillation ne peut être mise en usage que lorsqu'une eau ne contient que très-peu d'acide carbonique libre, et qu'elle ne contient pas du tout de carbonate alcalin.

Quelques chimistes ont recommandé l'emploi de l'eau de chaux. Ce moyen est bon, du moins jusqu'à un certain point; mais lorsqu'il s'agit d'analyser l'eau de sept sources, et que cette eau contient de l'acide carbonique libre et beaucoup de carbonate de soude, l'on voit qu'il faudrait des quantités considérables d'eau de chaux et des vases d'une très-grande capacité : tout cela ne se trouve pas dans des villages, et il serait trop embarrassant de le transporter avec soi. D'ailleurs, l'emploi de l'eau de chaux a un très-grand inconvénient : c'est qu'il se dé-

pose du sous-carbonate de chaux sur les parois des vases, que l'on ne peut pas en déta-
cher par les moyens ordinaires; il faut employer le secours des acides, ce qui entraîne
dans des opérations que l'on doit éviter
lorsqu'on ne travaille pas avec toute la tran-
quillité et toute la commodité d'un laboratoire.

Le moyen que j'ai employé est très-rigou-
reux et bien simple. Je prends une mesure
d'eau aux sources, et sur la place même j'y
verse de l'ammoniaque liquide; de cette
sorte, j'arrête tout dégagement de gaz, et
lorsque je suis arrivé dans la chambre où
je fais mes travaux, j'ajoute la dissolution
de muriate de baryte, qu'il faut toujours
employer préférablement au nitrate. Pour
déterminer ensuite l'acide carbonique, l'on
doit suivre la marche que j'ai indiquée.

La quantité d'acide carbonique libre trouvée par MM. Berthier et Puvis dans quatre
litres d'eau du Grand-bassin des bains est
de 2$^{\text{gram.}}$,964. C'est la seule source dont ils
donnent l'analyse, les eaux des autres sources
ne leur ayant pas donné des différences
sensibles dans la proportion des principes

qu'elles contiennent(*). J'ai trouvé 4^{gram},186
pour le poids de l'acide carbonique contenu
dans quatre litres d'eau du Grand-bassin, ce
qui est dans une proportion beaucoup plus
forte que celle indiquée par les auteurs de
la *Notice sur Vichy ;* mais je pense que le
moyen qu'ils ont employé (la précipitation
par l'eau de chaux) n'est pas aussi bon que
celui que j'ai mis en usage, ainsi que je l'ai
dit plus haut. Je dois observer toutefois que
la détermination de l'acide carbonique libre
offre quelque incertitude, en ce que la quantité de cet acide doit varier suivant les pres-
sions atmosphériques ; et pour avoir des
résultats comparatifs, il faudrait déterminer
le même jour la quantité d'acide libre que
renferme l'eau de chaque source : c'est ce
que je n'ai pas fait ; enfin il faudrait indiquer la pression atmosphérique au moment
où l'eau des sources a été puisée, et c'est ce

(*) « Nous avons analysé avec le plus grand soin
» l'eau de chacune des sept sources. Les résultats
» que nous avons obtenus diffèrent si peu les uns
» des autres, qu'il nous paraît impossible que la
» composition saline de ces eaux ne soit pas iden-
» tique. » (*Annales des Mines*, t. v, pag. 406.)

que je n'ai pas pu faire, n'ayant pas de baromètre à ma disposition.

La proportion du sous-carbonate de soude que renfermaient les produits des évaporations ne pouvait être déterminée d'une manière rigoureuse que par le moyen que j'ai employé, et par lequel j'ai estimé, d'une part, le poids de l'acide carbonique, et, de l'autre, celui de la soude, c'est-à-dire les poids des deux élémens du sel, ce qui m'a donné un moyen de contrôle qu'il faut toujours se réserver; car les résultats de l'analyse chimique sont souvent influencés par des causes que l'on n'a pas encore bien appréciées, tant elles sont nombreuses. Lorsque les résultats de deux modes différens d'analyse ne concordent pas parfaitement, l'on recherche alors quelles peuvent être les causes de ces différences, et l'on adopte ceux qui sont donnés par le procédé analytique qui paraît être le plus rigoureux ; mais dans tous les cas il ne faut pas s'arrêter à un seul résultat, car l'on peut éprouver des pertes dans les manipulations ou commettre des erreurs dans les pesées : or, comment le reconnaître si l'on se contente d'une seule ex-

périence? La marche que j'indique est la-
borieuse, elle ne permet pas de faire de
nombreux travaux ; mais c'est cependant
la seule que l'on doive suivre lorsque l'on met
quelque importance à faire des recherches
exactes.

L'on aurait encore pu employer la satura-
tion par un acide pour reconnaître le poids du
sous-carbonate de soude contenu dans les résidus de l'évaporation. J'ai tenté ce moyen ;
mais il n'est pas rigoureux, car certainement il
n'accuse pas la vérité à un cinquantième près ;
degré de précision qui est assurément suffi-
sant pour un essai de soude, mais qui ne
l'est pas dans des recherches chimiques que
l'on veut faire avec toute la rigueur que l'é-
tat actuel de la science comporte.

L'on pourrait encore faire usage de sels
calcaires ou de baryte, et déterminer par le
poids du sous-carbonate insoluble obtenu
celui du sous-carbonate de soude qui l'aurait produit ; mais j'ai fait voir dans une
autre circonstance (*) que ce moyen ne don-

_____

(*) *Annales de Chimie et de Physique*, t. XXIII,
page 225.

nait que des résultats qui ne méritent aucune confiance.

Les auteurs de la Notice sur Vichy ont trouvé 21^{gram},36 de carbonate de soude dans l'eau du Grand-bassin des bains ; l'analyse ne m'en a fourni que 19^{gram},93. Cependant le nombre que je donne est le terme moyen de trois opérations qui concordaient parfaitement entre elles, et de plus encore avec six opérations faites sur les résidus des sources de la Grande-grille et du Puits-Chomel. J'ai peine à me persuader que la quantité que je rapporte dans mon analyse ne soit pas celle qui existe effectivement dans les eaux.

J'ai déterminé la proportion de sulfate de soude par deux moyens : d'abord, en recherchant le sulfate de baryte que contenait le sous-carbonate de cette base, obtenu de la décomposition des eaux par le nitrate de baryte ; et ensuite en décomposant par le muriate de baryte les sels fondus, puis saturés par l'acide muriatique. Les résultats obtenus par le premier moyen m'ont toujours donné un poids de sulfate de baryte plus fort que celui que j'ai eu de ceux obtenus par le second ; je n'en connaissais pas la raison à cette époque, mais je l'ai indiquée depuis (*). Je me suis donc arrêté aux résultats donnés par le muriate de baryte , parce que ce sont les seuls qui sont exacts. Ceux que j'ai présentés sont , d'ailleurs , le terme moyen de deux ou trois opérations faites sur chaque résidu , et qui étaient concordantes entre elles.

MM. Berthier et Puvis n'ont trouvé que 1^{gram},12 de sulfate de soude dans quatre litres d'eau du Grand – bassin ; la quantité que j'indique est de 1^{gram},89 : je ne vois pas quelle peut être la cause d'une aussi grande discidence entre nos résultats.

La détermination de la quantité de muriate de soude ne souffre pas de difficultés , car les chimistes n'ont jusqu'à présent qu'un seul moyen de précipiter l'acide muriatique et de déterminer son poids par celui du sel insoluble obtenu. Je dois observer seulement qu'il ne faut pas se contenter de dessécher le muriate d'argent; il faut le faire fondre.

(*) *Annales de Chimie et de Physique*, t. XXIII , page 155.

La quantité de sel marin trouvée par les auteurs de la Notice sur Vichy est assez approchée de celle que j'indique. Le nombre donné par ces Messieurs est $2^{gram.},232$; celui que l'on trouve dans le tableau présenté (page 81) est $2^{gram.},280$.

Le muriate de soude que j'ai obtenu en saturant par l'acide muriatique les résidus salins de l'évaporation a été soigneusement examiné pour y trouver la présence de la potasse; mais la dissolution de platine n'a dénoté aucune trace de cet alcali.

La détermination du sous-carbonate de chaux contenu dans les résidus insolubles semble n'offrir aucune difficulté : cependant j'en ai éprouvé de très-grandes, ce qui tenait au mode que j'avais adopté pour séparer la chaux d'avec la magnésie, mode que je croyais aussi bon qu'il est simple, et que j'ai indiqué il y a déjà quelques années (*) : mais j'étais dans une grande erreur sur la valeur de ce procédé; je pense qu'elle a été partagée par un grand nombre de chimistes jusqu'à l'époque où j'ai publié mon

(*) *Ann. de Chim. et de Phys.*, t. XII, p. 225.

Mémoire sur l'incertitude que présentent quelques résultats de l'analyse chimique.

Lorsque je traitais les résidus insolubles des eaux de Vichy par l'acide nitrique, pour séparer la chaux, la magnésie, et l'oxide de fer d'avec la silice, qu'ensuite je précipitais la dissolution par le sous-carbonate d'ammoniaque pour séparer la chaux et l'oxide de fer de la magnésie, et qu'enfin je traitais la liqueur surnageante pour précipiter cette terre, j'éprouvais une perte considérable, c'est-à-dire que les poids réunis de la silice, de la chaux, de l'oxide de fer, et de la magnésie étaient bien loin d'égaler celui du résidu que j'avais soumis à l'analyse. Dans un résidu provenant de l'eau de la source Chomel, et qui était du poids de $0^{gram.},097$, la perte fut de $0,025$; dans un résidu du Grand-bassin des bains, du poids de $0^{gram.},127$, et dans lequel la silice entrait pour $0^{gram.},065$, la perte fut de $0^{gram.},027$. Je recherchai alors la cause de ces pertes, et je reconnus qu'elle tenait à une certaine portion de chaux qui restait en dissolution, quoiqu'il y eût et du sous-carbonate d'ammoniaque et de la potasse caustique en excès dans la liqueur.

Je retrouvai alors la chaux que j'avais perdue, soit en faisant évaporer les eaux surnageantes jusqu'à siccité et parfaite décomposition des sels ammoniacaux, soit en précipitant la chaux par l'oxalate d'ammoniaque. Les auteurs de la Notice sur Vichy ont trouvé 1$^{gram.}$,14 de carbonate de chaux dans quatre litres d'eau du Grand-bassin des bains; la quantité que j'indique est de 1$^{gram.}$,37 ; mais peut-être MM. Berthier et Puvis n'admettent-ils que du sous-carbonate de chaux dans les eaux, tandis que le poids que je donne est celui d'un carbonate : s'il en était ainsi nous serions parfaitement d'accord.

J'ai assez fait connaître de quelle manière je sépare la magnésie de ses dissolutions, et je la crois très-exacte. MM. Berthier et Puvis ont trouvé 0$^{gram.}$,18 de carbonate de magnésie; j'en porte le poids à 0$^{gram.}$,3397.

La quantité de fer que j'ai trouvée dans les sources est très-variable : cela peut tenir à deux causes : 1°. il est possible que les eaux arrivent à la surface de la terre chargées de quantité de fer très-diverses; 2°. selon le temps que les eaux restent dans les bassins, elles y perdent une plus ou moins grande quantité de l'oxide de fer qu'elles contenaient. L'on a vu dans la section précédente que la matière végéto-animale trouvait dans le grand bassin de l'Hôpital l'oxide de fer pour support, et que l'eau de ce bassin en était presque dépourvue.

Les eaux puisées aux sources contiennent incontestablement des quantités différentes d'oxide de fer, car la dissolution de prussiate de potasse nous a donné des teintes diverses dans les eaux comparées entre elles ; mais les nombres que nous donnons pour chaque source sont-ils bien l'expression rigoureuse de la vérité ? Je n'oserais l'affirmer. Cependant, comme les moyens que j'ai employés pour séparer la chaux de l'oxide de fer ont été les mêmes pour chacun des résidus insolubles, si la séparation des deux corps n'a pas été bien complète, du moins elle a été portée au même point pour les résidus de chaque source. Comme je n'ai opéré souvent que sur moins d'un centigramme de matière, les chimistes ne seront pas étonnés que je sois dans le doute si je suis parvenu à séparer l'oxide de fer de toutes traces de chaux.

Cette séparation est beaucoup plus difficile qu'on ne l'a fait connaître jusqu'à présent ; le ferrate de chaux qui se présente dans un grand nombre d'analyses de minéraux a été méconnu jusqu'à ce jour, et il est possible même que souvent l'on ait cru trouver de l'acide phosphorique dans des substances qui n'en contiennent pas le moindre vestige. Le ferrate de chaux, lorsqu'on le forme au milieu d'un liquide, a toute l'apparence du phosphate de chaux, dont il a particulièrement toute la blancheur ; et comme on l'obtient par l'affusion de l'eau de chaux dans une liqueur qui contient soit le ferrate de chaux, soit l'acide ferrique seul dissous par un acide, il est tout simple qu'on le prenne pour du phosphate de chaux.

Je ferai connaître dans un Mémoire particulier la composition des ferrates, et je ferai voir que l'on commet sans doute une erreur en supposant dans les calculs de la composition atomique d'un minéral qui donne à l'analyse de la silice, de l'oxide rouge de fer, de la chaux et de la magnésie, que ce minéral est composé de silicates de fer, de chaux et de magnésie. Bien certainement l'oxide de fer ne joue pas le rôle de base dans ce composé, qui doit être considéré comme formé de silicate de magnésie et de ferrate de chaux. Il est, je pense, inutile d'observer que, dans tout minéral qui renferme du protoxide de fer, ce protoxide y joue le rôle de base.

Les chimistes ont toujours cru que l'oxide de fer était dissous dans les eaux par l'acide carbonique ; mais c'est une erreur. J'ai trouvé le fer dans beaucoup d'eaux qui ne contenaient pas d'acide carbonique ; et d'ailleurs, il suffit d'avoir vu quelques-unes de ces sources ferrugineuses, si communes, pour être convaincu que ce n'est pas l'acide carbonique qui dissout l'oxide de fer ; car, à peine ces eaux sont-elles sorties du sein de la terre, qu'elles laissent précipiter la plus grande partie de l'oxide de fer qu'elles contenaient. Or, si l'oxide avait été dissous par l'acide carbonique, comme cet acide est retenu par l'eau avec assez de force lorsqu'il n'y est qu'en petite quantité, il ne s'échapperait point au moment où l'eau ferrugineuse arrive au contact de l'air. Mais puisque cette petite quantité d'acide carbonique aurait suffi pour

8

dissoudre l'oxide de fer dans le sein de la terre, il devrait encore suffire pour le dissoudre lorsqu'elle en sort. Cependant nous voyons que l'oxide de fer se sépare de l'eau, du moins pour la plus grande partie, dans le moment même où elle se montre à la surface du sol. Je reviendrai sur cet objet lorsque je publierai l'analyse que j'ai faite d'un assez grand nombre de sources ferrugineuses.

MM. Berthier et Puvis n'ont trouvé dans la source du Grand-bassin des bains que $0^{gram.},18$ de silice. Cette source m'en a donné $0^{gram.},29$. Si j'ai trouvé une quantité de silice beaucoup plus forte que celle annoncée par les auteurs de la Notice sur Vichy, cela tient sans doute à ce qu'ils ne se seront pas aperçus que les sels solubles, quoique desséchés, n'abandonnent pas, par la nouvelle dissolution que l'on en fait, toute la silice que renferment les eaux. L'observation que j'ai faite est importante pour l'analyse des eaux minérales, car les chimistes n'avaient pas encore fait connaître que lorsque les alcalis ne sont saturés que par l'acide carbonique, ils retiennent toujours de la silice en com-

binaison ; ce n'est que lorsqu'on les com-
bine avec un acide qui ne forme pas un
sous-sel, l'acide muriatique, par exemple,
que les sels amenés à siccité ne retiennent
plus de silice (*).

La silice a été trouvée autrefois dans quelques eaux minérales, et on la croyait particulière à ces eaux; mais depuis que les eaux
minérales ont été examinées avec plus de
soin, on l'a retrouvée dans un assez grand
nombre. Pour moi, je l'ai trouvée dans
toutes celles que j'ai analysées, même dans
celles qui à peine contenaient quelques vestiges de sels alcalins, de sorte que, dans
mon opinion, la silice est presqu'une des
substances caractéristiques des eaux ther-

(*) L'on sait depuis long-temps que les dissolutions des potasses du commerce retiennent toujours
de la silice ; mais on pouvait croire que cette terre
était dissoute par la portion d'alcali caustique que
ces potasses peuvent renfermer ; il était donc important de signaler aux chimistes l'action des sous-
carbonates sur la silice, d'autant plus que la plus
grande partie de cette terre a dû leur échapper
dans la plupart des analyses d'eaux minérales qui
ont été faites.

males; mais quel est, dans certaines circonstances, l'agent qui a mis cette terre en
dissolution ? Je l'ignore, et je n'entrevois
pas quelles sont les suppositions que l'on
pourrait faire à ce sujet. Seulement je suis
disposé à croire que la silice, portée à un état
extrême de division, est soluble dans l'eau,
et que c'est cet agent qui, seul, tient en
dissolution celle que l'on trouve dans les
eaux peu chargées de substances salines.

Outre la silice pulvérulente, j'ai encore
trouvé du sable dans le résidu de l'aqueduc
de l'Hôpital, ainsi que dans la matière végéto-animale recueillie dans le bassin de
cette source; d'où je conclus que la silice
s'agglomère dans le sein même des eaux,
et forme le sable que nous avons trouvé dans
les sédimens examinés.

SECTION SIXIÈME.

NOTICE MÉDICALE SUR LES EAUX DE VICHY.

La lecture attentive de plusieurs traités des eaux minérales m'a convaincu combien j'étais peu capable de faire un bon ouvrage sur l'emploi médical des eaux de Vichy ; et cependant le beau travail de M. Longchamp sur l'analyse chimique de ces eaux me dispense de faire quelques-unes des recherches dans lesquelles les divers auteurs de ces traités ont été engagés.

La classification des maladies pour lesquelles on peut employer avec succès les eaux de Vichy est d'autant plus difficile que les symptômes des maladies chroniques ne révèlent pas toujours d'une manière positive le siége de la maladie, ni le caractère des lésions des organes. Les souffrances que l'on ressent ne se font souvent éprouver que secondairement dans le siége où le malade les indique, soit par des réactions sympathiques,

soit par la contiguité des organes affectés et
des organes douloureux , soit enfin par suite
des diverses méthodes de traitement qui ont
été mises en usage. Les maladies à type pério-
dique exigent l'emploi du quinquina ; mais
souvent l'usage de ce spécifique contre la pé-
riodicité augmente l'irritation de l'estomac ,
des intestins, du foie , de la rate , etc. , etc.;
détermine des altérations organiques, des
engorgemens, etc., qui ramènent les accès de
fièvre intermittente, parce que la périodi-
cité n'était qu'une forme et non le caractère
de la maladie. C'est alors qu'il est vrai de
dire que l'emploi du quinquina produit des
obstructions, l'augmentation ou la diminu-
tion de volume des organes.

L'abus des évacuations sanguines , surtout
par les sangsues, occasione une débilité des
organes , une disposition variqueuse de leur
tissu. Dans ces deux états opposés des viscères , on peut faire usage avec succès des
eaux de Vichy ; mais leur emploi doit être
méthodique ; il exige une analyse exacte des
symptômes qui ont accompagné le développe-
pement et la marche de la maladie dans son
état aigu avant qu'elle soit passée à l'état

chronique ; et lorsque l'observation la plus
réfléchie ne procure aucun renseignement
satisfaisant pour asseoir son jugement, l'emploi des eaux de Vichy peut encore être
utile comme moyen perturbateur qui dégage
l'inconnu : c'est alors , il est vrai, de l'empirisme, mais c'est un empirisme rationnel.

D'après ces considérations sur la cause
des engorgemens , sur la débilité ou l'hy-
pertrophie des organes, on concevra que dans
beaucoup de maladies qui sont sous la dé-
pendance de l'état de souffrance des viscères
du bas-ventre , et qui peuvent en imposer
par la forme qu'elles affectent ou par le
siége de la douleur, les eaux de Vichy peuvent être employées avec succès, essayées
avec espoir de soulagement.

L'emploi des eaux de Vichy ne saurait
être exclusif; il est utilement modifié ou
secondé par l'association d'autres remèdes,
selon les indications. Les eaux de Vichy con-
viennent dans les lésions des fonctions du
système digestif, en donnant à cette expression toute l'extension qu'elle comporte; dans
les engorgemens des viscères du bas-ventre,
à la suite de fièvres dites adénoméningées,

fièvres bilieuses, fièvres muqueuses, péri-
tonites, etc, etc.; dans les désordres de la
circulation du sang veineux abdominal. Elles
sont nuisibles dans les maladies inflamma-
toires, dans les lésions organiques du système
artériel, dans les irritations essentielles du
système nerveux. Elles sont inutiles dans les
rhumatismes musculaires, dans les maladies
de la peau qui ne dépendent pas des lésions
du système hépatique, du système nutritif
ou d'absorption.

Les sept sources d'eau de Vichy présentent dans leur emploi médical des différences
bien plus importantes qu'on ne pourrait le
croire d'après leur analyse chimique; et bien
qu'il soit difficile d'établir *à priori* la raison
de cette différence, des observations nombreuses, renouvelées depuis vingt-trois ans,
ne me laissent aucun doute à cet égard. Dans
cet état d'incertitude, il faut interroger la
susceptibilité des organes, la mobilité ner-
veuse des malades; il faut tâtonner; et pendant tout le cours du traitement cette même
circonspection est nécessaire, surtout suivant les changemens de l'atmosphère : la
température, le degré d'humidité, l'état

électrique de l'air, sont des causes influentes qu'il n'est jamais permis de négliger.

On fait usage des eaux Vichy soit en boisson, soit en bains, lesquels sont rarement d'eau minérale pure et jamais à la température de la source (45 degrés centigrades), soit en douches descendantes et ascendantes.

On fait aussi prendre des bains d'eau douce ; ils sont même d'un fréquent usage.

Beaucoup de malades obtiendraient des résultats plus satisfaisans de l'usage des eaux de Vichy s'ils surveillaient leur régime avec plus de sévérité, et s'ils suivaient avec plus de docilité les conseils du médecin. Les fonctions du système digestif, depuis long-temps languissantes, sont excitées par la boisson des eaux ; les malades croient pouvoir se livrer à cet appétit du moment ; ils sont toujours plus souffrans après l'avoir satisfait. Cette excitation de la muqueuse produit une sécrétion plus abondante, et l'appétit se perd promptement.

Chez quelques malades atteints de débilité profonde des intestins par l'abus des saignées, ou par un trop grand usage des boissons délayantes, les eaux de Vichy, prises en boisson, provoquent une diarrhée qui est de courte durée, et à laquelle succède d'ordinaire la constipation. Quelquefois aussi il se manifeste une turgescence qui nécessite l'application des sangsues aux vaisseaux hémorrhoïdaux.

Un des effets remarquables de l'usage de ces eaux, c'est de donner promptement aux urines un caractère alcalescent, et M. d'Arcet a éprouvé qu'elles le conservent long-temps, même après en avoir cessé l'emploi.

Leur action se fait sentir sur la peau, qui devient plus perméable : aussi est-elle très-susceptible de recevoir les impressions de l'atmosphère. Les malades qui s'exposent au serein éprouvent un prurit à la peau assez fort pour les priver du sommeil.

Dans les temps d'orage, les eaux de Vichy doivent être bues avec précaution ; elles se digèrent difficilement et elles occasionent un ballonnement du bas-ventre quelquefois très-incommode, et tellement sensible qu'il devient le signe certain de l'approche des orages.

Dans les grandes chaleurs, époque ordinaire d'une plus grande excitation du foie, et par conséquent des fièvres bilieuses, il faut surveiller l'emploi des eaux de Vichy pour ne pas augmenter cette disposition du foie. Dans ces circonstances, le médecin seul peut juger de l'utilité ou de l'inutilité et quelquefois même du danger des purgatifs; lui seul peut aussi déterminer, selon les indications, l'usage que l'on doit faire des bains d'eau minérale tempérés par des bains d'eau ordinaire.

Les pédiluves d'eau minérale pure de la source dite *Puits des douches*, sont employés avec succès.

L'utilité des eaux de Vichy est constatée depuis long-temps dans les engorgemens du foie, dans les coliques hépatiques, dans les engorgemens de la rate, du mésentère, dans les lésions des fonctions de l'estomac; mais avant que d'en prescrire l'usage, il faut bien s'assurer de la cause de ces diverses affections; car ces causes n'étant pas toujours les mêmes, quoiqu'elles donnent pour résultats des maladies qui portent le même nom, le mode de traitement doit varier aussi : l'ex--pression de maladie du foie n'indique pas d'une manière absolue l'utilité des eaux. L'a-

nalyse des symptômes peut seule éclairer le
médecin chargé de la direction des malades
que l'on confie à ses soins. Lorsque je publierai le grand nombre d'observations que
j'ai faites depuis vingt-trois ans, je serai
à même de développer ces considérations.
Ces observations ont été rédigées chaque jour
avec la conscience intime de mes devoirs. Je
tracerai avec fidélité le tableau de mes succès, celui de mes revers. Je ferai connaître
ma marche assurée ou incertaine, et les tâ-
tonnemens de ma méthode empirique. Je
rendrai compte à mes confrères de ma pra-
tique depuis mon arrivée à Vichy : je le dois
aux témoignages d'estime et de bienveillance
qu'ils m'ont souvent donnés, à la reconnaissance que j'en conserve, à l'honorable
profession qui a fait le bonheur de ma vie.

En terminant cette courte Notice, que je ré-
dige pour satisfaire à la demande de M. Longchamp dont j'honore le mérite, dont l'a-
mitié m'est chère, je dois dire quelques mots
sur l'établissement de Vichy.

Les eaux minérales ont été long-temps
négligées en France. Quelques-unes ont dû
à des circonstances heureuses un peu d'amé-

lioration. L'histoire des eaux sur lesquelles
nous écrivons nous offre un enchaînement
particulier de circonstances favorables à leur
prospérité.

En 1787, Mesdames Adélaïde et Victoire
de France vinrent à Vichy pour y faire usage
des eaux. Elles partagèrent le malaise général; rien n'avait été changé pour leur récep-
tion ; *elles étaient deux malades de plus.*
Leur présence fut un bonheur pour le pays,
et surtout pour les pauvres; leur séjour de-
vint un bienfait pour l'humanité. Un nouveau bâtiment thermal fut construit, de
grandes améliorations furent projetées. Mesdames arrêtèrent des plans : il ne leur a pas
été permis de les faire exécuter : la galerie
et le bâtiment des bains constatent leurs
intentions. Leurs noms, inscrits sur le por-
tique de ce nouveau bâtiment, ont traversé
les temps de malheur de la France, défen-
dus par le respect que commandait le souvenir de leurs bienfaits.

En 1814, la petite-nièce de Mesdames
Adélaïde et Victoire de France, Madame,
duchesse d'Angoulême, est venue à Vichy
pour y rétablir sa santé. Lui indiquer des

vues d'utilité publique, c'était assurer le succès d'une demande. Son Altesse Royale, adoptant les projets de Mesdames, leur a donné une plus grande extension; elle a posé la première pierre d'un vaste édifice et a donné sur sa cassette une somme considérable.

Dans ce nouveau bâtiment, tout est dirigé pour l'intérêt des malades, et assure la facilité, la commodité, la propreté du service; tout fait espérer l'achèvement prochain de cet établissement, objet constant de la bienveillante protection de Son Altesse Royale.

Depuis cette époque, tous et chacun, administrateurs, habitans, ont redoublé de zèle pour seconder leur bienfaitrice. De beaux hôtels sont construits; des promenades, de vastes jardins sont plantés; les routes sont entretenues. L'Hôpital de Vichy, dépouillé par les confiscations révolutionnaires, s'est relevé à la voix de cette terrestre providence; presque toutes ses pertes sont réparées par cette illustre fille du malheur. Avant le voyage de Son Altesse Royale à Vichy, les malheureux étaient obligés de payer leur admission dans l'asile du pauvre. Cette taxe sur l'indigence n'existe plus ; les pauvres de tous les rangs, atteints de maladies qui nécessitent l'usage des eaux de Vichy, sont reçus gratis à trois époques de l'année.

Et moi aussi, j'ai fait un peu de bien à Vichy ; j'ai satisfait au besoin de mon cœur ; j'ai cherché le seul moyen de me rendre digne de l'insigne faveur que je recevais de cette illustre malade, qui depuis daigne me confier le soin de sa santé. Je ne puis lui prouver ma reconnaissance qu'en lui consacrant toute ma vie, qu'elle a comblée de tant de bienfaits !

FIN.

TABLE DES MATIÈRES.

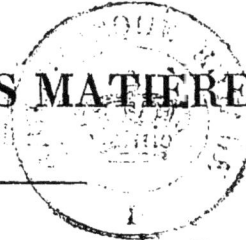

FIN DE LA TABLE DES MATIÈRES.

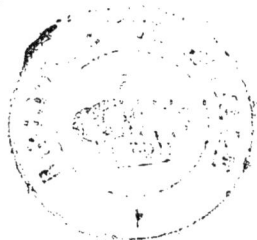

www.ingramcontent.com/pod-product-compliance
Lightning Source LLC
Chambersburg PA
CBHW052057090426
42739CB00010B/2210